骨质疏松症防治

100问

王国付　主编

U0214924

浙江科学技术出版社

图书在版编目（CIP）数据

骨质疏松症防治100问 / 王国付主编. — 杭州：浙江
科学技术出版社，2017.12
　ISBN 978-7-5341-7868-9

　Ⅰ.①骨… Ⅱ.①王… Ⅲ.①骨质疏松-防治-问题
解答　Ⅳ.①R681-44

　中国版本图书馆CIP数据核字（2017）第190931号

书　　名	骨质疏松症防治100问	
主　　编	王国付	

出版发行　浙江科学技术出版社
　　　　　　杭州市体育场路347号　邮政编码：310006
　　　　　　办公室电话：0571-85176593
　　　　　　销售部电话：0571-85062597
　　　　　　网　址：www.zkpress.com
　　　　　　E-mail：zkpress@zkpress.com

排　　版	杭州兴邦电子印务有限公司		
印　　刷	杭州丰源印刷有限公司		
开　　本	880×1230　1/32	印　张	3.75
字　　数	100 000		
版　　次	2017年12月第1版	印　次	2017年12月第1次印刷
书　　号	ISBN 978-7-5341-7868-9	定　价	20.00元

责任编辑　方　裕　刘　丹　　责任校对　张　宁　陈宇珊
责任美编　金　晖　　　　　　　责任印务　田　文

▎主编简介

王国付，浙江省老年医学研究所副所长（主持工作）、浙江省老年医学重点实验室副主任（主持工作），医学博士、主任医师、硕士生导师、日本国立癌症研究中心访问学者。为浙江省医学重点（创新）学科"抗衰老医学"学科带头人。

担任浙江省老年病诊疗指导中心专家委员会成员、浙江省干细胞临床研究专家委员会成员、中华医学会老年医学分会骨代谢疾病学组委员、中国老年学学会骨质疏松委员会委员、浙江省老年学学会抗衰老专业委员会副主任委员。

承担国家自然科学基金、浙江省自然科学基金等10项课题。以第一作者和通信作者在国内外发表论文30篇，其中SCI收录15篇。主编、参编《老年综合评估与常见老年综合征管理手册》《延缓衰老有办法》等6部著作。

担任《中华老年病研究电子杂志》和《中国骨质疏松杂志》编委。

《骨质疏松症防治100问》编委会

主　　编　王国付

副 主 编　陈莎莎　　金肖青

编　　者　方叶飞　　王三应　　王继荣

　　　　　文晓林　　毛根祥　　贾兵兵

　　　　　武　庆　　林　坚　　诸剑芳

　　　　　童　倩　　暴一众　　胡细连

　　　　　赵晶晶

序言

我国已经进入快速老龄化阶段。截至2014年年底，我国60岁以上的老年人口达到2.1亿。随着人们寿命的延长，与衰老相关的疾病或老年病必然会急剧增多。骨质疏松症作为常见的退化性老年疾病之一，正悄无声息地蚕食着老年人的骨骼，其严重的后果就是导致脆性骨折以及由此造成的死亡或残疾。

有关数据显示，在我国50岁以上人群中，骨质疏松症总发病率为15.7%。研究表明，由骨质疏松症引起的髋部骨折后一年之内有20%患者死于各种并发症。值得强调的是，不仅很多普通群众对骨质疏松症认识不足，不少医务人员包括骨科医生也没有很好地掌握骨质疏松症的诊治，造成很多骨质疏松症患者没有得到及时和合理的治疗。为此，我们组织浙江医院多位临床医生共同编写了本书。

本书以一问一答的方式解答了从骨质疏松症基础知识到骨质疏松症诊断与治疗，再到骨质疏松症的预防与保健等相关的

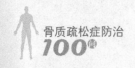
问题，希望能给广大群众、基层医务工作者提供有用的参考。

由于医学不断发展，加上我们专业知识和水平有限，本书内容定会有疏漏和错误之处，恳请广大读者提出宝贵意见。

编者

2016年12月

目 录

一 骨质疏松症的基础知识

1

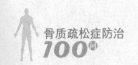

二 继发性骨质疏松症的诊治

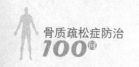
三 骨质疏松症的基础治疗

四　骨质疏松症的药物治疗

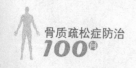
五 骨质疏松症的预防

骨质疏松症的基础知识

1 骨骼的组成和分类是什么?

成年人的骨骼由206块骨组成,骨从外到里由骨膜、骨质、骨髓三部分组成,关节部位的长骨两端为关节软骨。骨膜覆盖在骨表面,内有丰富的血管和神经,起到营养骨质的作用;骨膜内有一种细胞叫作成骨细胞,能增生骨质,修复受损的骨组织。骨质是骨的主要组分,分为骨密质和骨松质。骨中央是骨髓腔,在骨髓腔和骨松质的缝隙里容纳着骨髓,是人体主要的造血场所。根据形态和作用的不同,可将人体骨骼分为长骨、短骨、扁骨、不规则骨和含气骨。

2 什么是骨代谢和骨重建?

骨骼是一个不断发生变化的组织。在整个生命中,骨不断地重复进行着骨吸收和骨形成,这个不断更新的过程称为骨代

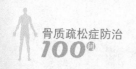
谢。在骨代谢过程中，旧骨被吸收，新鲜骨替换旧骨，破骨细胞负责吸收旧骨；成骨细胞主要负责骨基质的形成，能分泌胶原蛋白，调节骨基质的矿化和破骨细胞的骨吸收作用，从而完成骨的代谢。研究显示，人体每年大约要更新10%的骨骼。

　　骨重建即骨的重塑，又称骨的改建，是指骨的同一部位少量骨质发生循环性代谢过程，是为了维持骨的相对稳定状态而进行的骨形成和骨吸收，但不改变骨的形态与大小的骨更新现象。骨重建分为五个阶段：①破骨细胞的激活期；②骨吸收期；③逆转期；④成骨期；⑤休止期。

3　骨骼的主要功能有哪些？

　　（1）支撑功能。骨骼通过关节、肌肉、韧带等组织连成一个整体，对身体起支撑作用。

　　（2）保护功能。例如脊柱和肋骨保护心脏、肺等避免外来的打击和损伤。

　　（3）运动功能。骨骼与肌肉、肌腱、韧带等组织协同，共同完成人的运动功能。

　　（4）代谢功能。骨骼中含有大量的钙、磷及其他有机物和无机物，是体内无机盐代谢的参与者和调节者。

　　（5）造血功能。人体内的各种血细胞均具有一定的寿命，每天均有血细胞死亡，同时有新的血细胞产生。血细胞的再生是由人体骨髓腔内的造血细胞完成的。

4 **骨骼的内分泌作用有哪些?**

近年来的研究发现,组成骨骼的成骨细胞和破骨细胞能合成和分泌多种骨调节蛋白、生长因子、脂肪因子、炎症因子和心血管活性肽等多种生物活性物质,以旁分泌、自分泌方式调节骨骼系统功能,并能通过血液循环远距分泌的方式,调节机体能量代谢、炎症反应和内分泌稳态等多种生理、病理过程。

5 **骨质疏松症的定义和分类是什么?**

2001年,美国国立卫生研究院(NIH)提出的骨质疏松症定义是:以骨强度下降、骨折风险增加为特征的骨骼系统疾病。在一般情况下,骨强度由骨密度和骨质量两个主要参数决定。骨强度主要反映骨密度和骨质量的整体表现。

骨质疏松症的分类方法很多,临床上一般只按病因及发病机理分类。依病因及发病机理可将骨质疏松症分为三类:第一类为原发性骨质疏松症,它是随着年龄增长而发生的一种生理性退行性病变;第二类为继发性骨质疏松症,它是由其他疾病或药物等一些因素所诱发的骨质疏松症;第三类为特发性骨质疏松症,特发于少年或成年人,多半有遗传家族史,女性多于男性,妇女妊娠及哺乳期所发生的骨质疏松症也可列入特发性骨质疏松症。

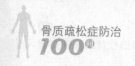
6 原发性骨质疏松症分为哪几类？

原发性骨质疏松症分为绝经后骨质疏松症和老年性骨质疏松症。

原发性骨质疏松症多发生于绝经后5～10年，主要由于卵巢功能衰退、雌激素减少所引起。一般来说，从绝经前月经紊乱开始，卵巢功能就逐渐衰退，激素分泌渐进性减少。雌激素的减少使骨质丢失加快，骨组织中的钙容易释出。

老年性骨质疏松症是由于老年人的破骨细胞吸收增加，同时成骨细胞功能衰减所引起。主要发病因素是组织器官衰老及功能减退造成维生素D的活性代谢产物水平低于正常，从而继发甲状旁腺功能亢进和甲状旁腺激素分泌增加，肠钙吸收明显减少，导致骨钙丢失加速。

7 骨质疏松症的发病率如何？

骨质疏松症的发病率随着年龄的增加而升高。美国的调查数据显示，50岁以上的男性和女性的骨质疏松症发病率分别为3%～6%和13%～18%；低骨量的男性和女性患病率分别为28%～47%和37%～50%。

2003～2006年，我国曾进行过一次全国性大样本量的流行病学调查，结果显示：以椎体和股骨颈的骨密度值为基础，50岁以上的男性和女性的骨质疏松症发病率分别为14.4%和20.7%。

8 骨质疏松性骨折的发病率如何？

研究表明，女性和男性的骨质疏松性骨折的发病率分别为40%～50%和13%～22%。北京地区基于影像学检查的流行病学调查显示，50岁以上女性椎体骨折的发病率约为15%。

9 骨质疏松症会遗传吗？

遗传是影响峰值骨量的最重要因素，同时也影响着与年龄相关的骨质丢失速度。原发性骨质疏松症的发生与遗传、生活方式、营养等因素均有关，而且这三者又相互影响、交叉作用。一般认为遗传在其中起着60%～80%的作用。

扩展知识

研究表明，男性随着年龄的增长，体内的雄激素水平逐渐下降，但是不会完全停止分泌，因此大多数男性的"更年期"症状不明显，医学上称为"部分雄激素缺乏综合征"。

10 围绝经期及绝经期体内激素水平的变化会引发骨质疏松吗？

女性一般在45岁进入围绝经期，卵巢功能逐渐衰退，到了50岁左右绝经，卵巢减少或停止分泌雌激素。

雌激素是影响骨代谢的主要因素之一。由于绝经后雌激素迅速减少，骨量丢失加快，对破骨细胞的抑制作用明显减弱，促使骨吸收增加，从而引发骨质疏松。

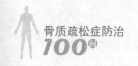

11 峰值骨量及骨量变化规律是什么?

峰值骨量是指人一生中达到的最大骨量或骨密度,骨密度随年龄的增长而不断变化。25岁之前,由于骨代谢非常旺盛,骨骼生长较快而且非常强壮。随着年龄的增加,骨密度的增长速度趋缓,直至35岁左右达到骨密度的最高点。随后,骨质流失会逐渐加快,而骨质积累会放慢,骨密度也就开始下降。需要提醒的是,女性在绝经后骨密度会迅速下降。

扩展知识

虽然骨质疏松症患者常有骨痛,但并非骨痛一定是由骨质疏松症所引起,许多疾患均可以有骨痛症状。常见的可以引起骨骼或骨骼部位疼痛的病因有:

(1)恶性肿瘤骨转移。

(2)其他代谢性骨病。甲状旁腺功能亢进症、骨软化、佝偻病、畸形性骨炎等均可有骨骼疼痛症状。

(3)风湿免疫类疾病。如纤维肌痛、风湿性多肌痛、弥漫性特发性骨质增生症等。

(4)脊柱源性疼痛。如急性腰背痛、脊柱畸形、髋关节炎、腰椎管狭窄症、胸腰椎间盘突出症等。

(5)血管源性疼痛。如腹主动脉瘤、主动脉夹层等。

(6)神经病理性疼痛。如带状疱疹后神经痛、胸神经痛等。

(7)心因性疼痛。整个下肢疼痛和麻木,疼痛强度远远超过物理检查所发现的体征,任何方法不可缓解,所有的方法均会使疼痛加重。

12 骨质疏松症的临床症状包括哪些？

骨质疏松症常见的临床症状包括以下四个：

（1）疼痛。疼痛是原发性骨质疏松症最常见、最主要的临床症状。80%以上的骨质疏松症患者有疼痛症状，骨质疏松症引起的骨折可导致急性疼痛。骨质疏松症的慢性疼痛一般与骨变形、关节错位和肌腱的压力有关。疼痛以腰背痛最为常见，性质有酸痛、胀痛、持续隐痛等，轻重程度不等，疼痛沿脊柱向两侧扩散，仰卧或坐位时疼痛减轻，直立时后仰或久立、久坐时疼痛加剧，日间疼痛轻，夜间和清晨醒来时疼痛加重，弯腰、肌肉运动、咳嗽、大便用力时疼痛加重。骨质疏松症疼痛时无关节红肿、积液等现象，四肢关节主动和被动活动均正常。

（2）身高缩短、驼背。在无声无息中身高缩短或者驼背是继腰背痛后出现的重要临床体征之一。

（3）骨折。骨折是骨质疏松症的并发症，可造成活动不便、生活不能自理，并导致脏器功能受损或感染，乃至危及生命。骨质疏松症所致骨折在老年前期以桡骨远端骨折多见，老年后期以腰椎和股骨上端骨折多见。有20%～50%的脊椎压缩性骨折患者无明显临床症状。

（4）呼吸功能下降。如果骨质疏松症所致胸腰椎压缩性骨折较严重，常导致脊柱后凸，引起胸廓畸形，从而引发人体多个脏器的功能变化，其中呼吸系统表现尤为突出，可使肺活量和最大换气量显著减少。

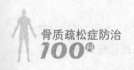

13 **什么是脆性骨折?**

脆性骨折是指患者在站立的高度或高度之内,在没有明确外伤作用或日常活动的情况下导致的骨折,也称为微小损伤性骨折。脆性骨折的定义强调的是骨折的原因,当骨量小于正常20%时,可能会发生脆性骨折,这是骨强度下降的明确体现,也是骨质疏松症的最终结果和并发症。

一般来说,如果发生了脆性骨折,临床上即可诊断骨质疏松症。

14 **为什么说骨质疏松症是一种"静悄悄"的流行病?**

医学界称骨质疏松症是一种"静悄悄"的流行病,是因为该病在发生骨折前往往无疼痛或其他症状,而实际上已开始在人体内逐渐发展,直到发生了脊柱、髋部和腕部的骨折才被察觉。因此有人称其为"寂静的杀手"。从这种角度来看,如果有骨质疏松症的易患因素,尽管尚无症状或还未发生骨折,也应进行骨密度检查或早期开始预防骨质丢失。

15 **什么是骨质疏松症风险一分钟测试题?**

国际骨质疏松症基金会(IOF)发布的骨质疏松症风险一分钟测试题的内容包括:

(1)您是否曾经因为轻微的碰撞或者跌倒就会伤到骨骼?

(2)您的父母是否有过轻微的碰撞或者跌倒就发生髋部骨折?

（3）您经常连续3个月以上服用激素类药物吗？

（4）您身高是否比年轻时降低了（超过3cm）？

（5）您经常大量饮酒吗？

（6）您每天吸烟超过20支吗？

（7）您经常患腹泻吗？

（8）您是否45岁之前就绝经了？（女士回答）

（9）除了怀孕期，您是否曾经有过连续12个月以上没有月经？（女士回答）

（10）您是否患有阳痿或者缺乏性欲？（男士回答）

以上10个问题中，只要有1个问题回答为"是"，您就有发生骨质疏松症的风险。

16 什么是亚洲人骨质疏松自我测评工具？

亚洲人骨质疏松自我测评工具（OSTA）是基于亚洲8个国家和地区绝经后女性的研究，收集了多项骨质疏松危险因素并进行骨密度测定，从中筛选出11个与骨密度具有显著相关性的风险因素，再经多变量回归模型分析，最后得出体现敏感度和特异度的简易筛查指标，即年龄和体重（kg）。

OSTA指数计算公式为：OSTA指数=（体重-年龄）×0.2。根据计算出的结果可以判断个体患骨质疏松症的风险级别，详见表1。

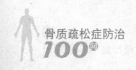
表1　亚洲人骨质疏松自我测评工具（OSTA）

OSTA 指数	风险级别
>−1	低
−4～−1	中
<−4	高

17 骨折风险预测简易工具（FRAX）是什么？

FRAX 可用于计算今后 10 年发生髋部及其他重要部位的骨质疏松性骨折的概率。这是一个免费在线工具，打开软件后输入"年龄"、"性别"等相关数据和资料，自动计算出个体发生骨折的绝对风险，为临床医生制订治疗方案提供依据。

18 FRAX 的适用和不适用人群有哪些？

FRAX 适用于 40～90 岁男女、有骨量低下（T 值>−2.5）但是没有发生过骨折的人群，应用 FRAX 工具可计算发生骨折的绝对风险，为制订治疗策略提供依据；FRAX 不适用于临床上已经明确诊断为骨质疏松症或者已经发生过脆性骨折者。

扩展知识

解读 FRAX 结果的注意事项：

（1）FRAX 模型中骨折相关危险因素的选择是基于包括北美、欧洲和亚洲人群在内的全球人群的研究资料。由于缺乏中国人群的骨折发生率和人群死亡率资料，只能借用我国局部地区的流行病学资料，因此难免会存在一定的误差，尽管这种误差可能会比较小。

（2）老年人由于疾病和药物的影响，跌倒很常见。值得一提的是，大多数老年人的骨折发生在跌倒后。因此在评估与骨折相关的因素中应该包括跌倒，而FRAX模型中没有考虑跌倒的因素。

（3）由于缺乏中国人群的治疗阈值，因此只能参考其他国家的资料。

19 如何应用简单计算的骨质疏松症危险评价工具（SCORE）？

SCORE的应用方法见表2。

表2 SCORE的危险因素与计分方法

序 号	危险因素	计 分
1	非黑人人种	+5分
2	风湿性关节炎	+4分
3	45岁后低损伤性骨折	+4分/每次骨折，最高12分
4	年龄	+3分/每10年
5	雌激素治疗	+1分（如果没有使用雌激素治疗）
6	体重	−1分/每4.5kg
总 分		以上各项得分之和

注：总分在6分以上判断为患骨质疏松症。

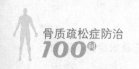

扩展知识

除了IOF发布的骨质疏松症风险一分钟测试题、OSTA、FRAX等简易测试工具外，还可以用于骨质疏松症风险预测的工具包括SCORE等。

我国国内临床使用比较多的还是IOF发布的骨质疏松症风险一分钟测试题、OSTA和世界卫生组织（WHO）推荐的FRAX。

20 如何诊断骨质疏松症？

目前，诊断骨质疏松症仍以骨密度减少为基本依据。骨密度减少以骨矿含量测定和脊椎X线片相结合判断，具体标准主要以双能X线吸收法（DEXA）为手段制定。

参考WHO的标准，并结合我国国情，以汉族女性DEXA测量峰值骨量为正常参考值，所确定的诊断标准如下：

（1）正常。骨密度（BMD）值低于正常年轻成年人骨密度值在1个标准差之内，即T值>-1。

（2）骨量减少。BMD值低于正常年轻成年人的骨密度值在1~2.5个标准差之间，即T值在-2.5~-1之间。

（3）骨质疏松症。BMD值低于或等于正常年轻成年人2.5个标准差，即T值≤-2.5。其中，T值≤-2.5同时伴有一处或多处骨折或者T值<-3.0者为严重骨质疏松症。

21 人老了一定会得骨质疏松症吗？

骨质疏松症是一种与衰老相关的疾病，其发病率随着年龄的增长而增加，但是人老了不一定就会得骨质疏松症。这是为什么呢？我们从骨质疏松症的诊断标准就可以知晓答案了。因为只有当一个人的骨密度值低于或等于同性别、同种族正常成年人的骨峰值2.5个标准差，即T值≤-2.5才能诊断为患骨质疏松症。

简单地说，就是一个人的骨质随着年龄的增加会慢慢疏松，但未必就会患上骨质疏松症。

22 为什么说吸烟是骨质疏松症的危险因素？

首先，吸烟可引起钙吸收减少，尿钙排泄和粪钙排泄增加。尼古丁具有血管收缩作用，停止吸烟后36小时，尼古丁的代谢产物仍存在于人体内，继续产生不良作用。其次，烟草中的烟碱可刺激破骨细胞活性，抑制成骨细胞活性，导致骨形成减少和骨量丢失增加。另外，烟草可抑制卵巢雌激素合成，从而影响骨正常代谢。研究表明，长期吸烟者的骨量丢失率为正常人的1.5～3倍，因此吸烟是骨质疏松症的危险因素之一。

23 饮酒过量为什么易患骨质疏松症？

饮酒可减少钙的摄入，增加尿钙排泄。骨形态学研究显示，长期过量饮酒者的骨密度普遍降低，骨形成减少。其发病

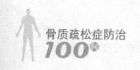

机制主要为成骨细胞、破骨细胞等的生成、分化和功能异常，其中以成骨细胞被抑制为主，同时破骨细胞功能增强，"破坏"大于"形成"。另外，乙醇还可导致人体内蛋白质代谢障碍、肝功能障碍、雌激素合成受阻，从而抑制成骨活动，导致骨质疏松症。

24 哪些人需要进行骨密度检查？

（1）65岁以上女性和70岁以上男性，无论是否有其他骨质疏松症危险因素。

（2）65岁以下女性和70岁以下男性，有一个或多个骨质疏松症危险因素。

（3）有脆性骨折史或脆性骨折家族史的男、女成年人。

（4）各种原因引起的性激素水平低下的男、女成年人。

（5）X线片已有骨质疏松改变者。

（6）接受骨质疏松症治疗而需要进行疗效监测者。

（7）有影响骨代谢疾病或使用影响骨代谢药物史。

（8）IOF发布的骨质疏松症风险一分钟测试题回答结果呈阳性者。

（9）OSTA测试结果≤-1。

符合以上任何一条者，建议进行骨密度检查。

25 双能X线吸收法测量骨密度有什么意义？

双能X线吸收法测量骨密度的主要临床意义：首先，双能X

线骨密度检查是目前临床上确诊骨质疏松症的主要依据；其次，双能X线检查是临床随访、了解治疗效果的重要指标。

26 双能X线吸收法在腰椎骨密度测量时的禁忌证有哪些？

双能X线吸收法测量没有绝对的禁忌证，相对的禁忌证有：

（1）妊娠。

（2）在2～6天内口服了一些影响图像显影的药物。

（3）近期进行了放射性核素检查。

（4）不能平卧于检查床上或不能坚持5分钟者。

（5）脊柱严重畸形。

27 如何选择骨密度的测量部位？

骨密度测量可以选择前臂、后跟、手指、髋部或腰椎等部位。骨密度与骨折之间关系密切，所以要选择容易发生骨折的部位进行测定，主要见于髋部、脊柱和腕部等处，选择这些部位进行特定的骨密度测定对预测骨质疏松症骨折风险具有更好的针对性。

28 什么是T值？

T值是一个计算值，是被检测者和同种族、同性别的年轻人平均骨密度的差别，通过相差几个标准值来表示。简单地说，T值有正有负，如果T值是正数，说明您的骨密度比平均值高，

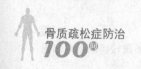

数字的绝对值说明高的程度；T值如果是负数，说明您的骨密度比平均值低，数字的绝对值说明低的程度。T值是与人类平均峰值骨量比较的结果。峰值骨量是正常人骨量常态分布（正态分布）曲线下最高值区域。因此，其不能用于判断骨量丢失与否，只能反映其属于正态分布曲线下的低值人群。

29 什么是Z值？

Z值也是一个计算值，是被检测者和同种族、同性别、同年龄人平均骨密度的差别，通过相差几个标准值来表示。简单地说，Z值有正有负，如果Z值是正数，说明您的骨密度比平均值高，数字的绝对值说明高的程度；Z值如果是负数，说明您的骨密度比平均值低，数字的绝对值说明低的程度。Z值可用于儿童、绝经前女性和50岁以下男性的骨密度检测，而不能用于WHO的骨质疏松症的诊断。

30 T值能诊断骨质疏松症吗？

T值主要用于绝经后或围绝经期女性和年龄大于或等于50岁的男性骨质疏松症的诊断，是诊断骨质疏松症的主要指标。例如：T值为-0.9，则表示正常骨密度；T值为-2.0，则表示骨量减少；T值为-2.5，则表示骨质疏松症；T值为-2.5，同时伴有脆性骨质，则表示严重骨质疏松；T值为-2.9，同时伴有脆性骨折，则表示严重骨质疏松症。

31 **如何看懂骨密度检查报告单**？

骨密度是骨质量的一个重要标志，反映骨质疏松症程度，是预测骨折危险性的重要依据。

双能X线吸收法是应用最多的骨密度（BMD）测量方法（无创的方法），可以称为目前临床上诊断骨质疏松症的金标准。主要看两个标准：T积分（T-Score）和Z积分（Z-Score）。T积分是用受检者的骨密度值与同性别正常青年人的骨密度平均值进行比较，即T积分＝（受检者BMD值-青年人BMD均值）/青年人BMD值标准差，含义为受检者的BMD值比青年人BMD均值低或高几个标准差，患者可根据骨密度测定报告单上的T值作出诊断。按世界卫生组织标准，如T≥-1.0，则表示正常；如-2.5＜T＜-1.0，则表示骨量减少；如T≤-2.5（亚洲人多用T≤-2.0），则表示骨质疏松。如T≤-3.0，则表示严重骨质疏松。Z积分是用受检者的骨密度值与同性别、同年龄健康者的骨密度平均值进行比较，即Z积分＝（受检者BMD值-同龄人BMD均值）/同龄人BMD值标准差。常用的测定部位主要是第1～4腰椎和股骨颈。

32 **儿童和青少年会发生骨质疏松吗**？

虽然儿童和青少年会发生骨质疏松，但是其发生率比老年人低很多，并且有其自身的特点。造成儿童和青少年骨质疏松有以下一些特殊的原因：

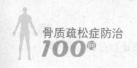
（1）消化系统疾病。

（2）遗传性疾病。

（3）肾病。

（4）软骨病。

（5）药物。

33 定量超声测定法的适用范围是什么？

定量超声是一种利用声波检测BMD的非电离技术，具有简便、无辐射损伤、重复精度较高、价格便宜等优点。定量超声测定法在骨质疏松筛查和儿童的骨量评价方面被广泛采用。需要指出的是，定量超声测定法用于诊断骨质疏松症还存在许多未解决的问题，主要问题是其只能测量外周骨骼部位，不能测量受骨质疏松影响最严重的骨骼部位，如腰椎和髋部。

34 骨质疏松症的固有及非固有危险因素分别有哪些？

（1）骨质疏松症的固有危险因素。

1）性别。由于女性绝经、怀孕等生理特点，使得女性骨量丢失的危险性高于男性。

2）年龄。70岁以上的女性或80岁以上的男性体内的成骨细胞活性减弱，导致合成新的骨量减少。

3）有骨质疏松症家族史。

4）种族。白人和黄种人患骨质疏松症的危险性高于黑人。

（2）骨质疏松症的非固有危险因素。

1）低体重。

2）体力活动缺乏或过剧。

3）不健康的生活习惯。

4）长期营养不良，或饮食中钙及维生素D摄入不足。

5）有骨代谢疾病或服用影响骨代谢的药物。

6）女性不生育或哺乳期过长。

35 有哪些常用的骨转换指标？

定期检测骨转换指标可以用于了解疗效，以及作为药物治疗选择依据之一。多数骨转换的生化指标具有昼夜节律特点，午夜后其水平最高，而午后最低。一般来说，骨形成指标的昼夜差异约为10%，而骨吸收指标的差异可达20%，有些指标还具有季节差异，如冬季的血清骨钙素存在一个小的峰值，而在7月份最低，此种现象可能与阳光照射有关。

（1）骨形成生化指标。

1）血清碱性磷酸酶（ALP）和骨特异性碱性磷酸酶（BAP）。ALP由骨、肝、肠、胆等同工酶组成，呈非特异性分布，患肝病或胆汁性肝病时反映骨形成的特异性差。ALP主要来自成骨细胞，是成骨细胞成熟和有活性的标志，与肝同工酶（LALP）交叉反应。其功能是水解焦磷酸，为羟基磷灰石的生长和沉积创造条件。高转换的代谢性骨病均可有两者的升高，如Paget骨病、原发性和继发性甲状旁腺功能亢进症、高转换型骨质疏松

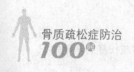

症以及佝偻病和软骨病等。

2）血清骨钙素（OC）。OC是成熟成骨细胞分泌的一种特异性非胶原骨基质蛋白，表示骨形成的标志物。其主要功能是定位羟基磷灰石，调节钙晶体的长度，促进骨基质成熟。在骨形成和骨吸收时均释放OC，因此OC反映了骨代谢的总体水平。凡属于高转换代谢骨病和肿瘤骨转移，OC水平可增高。骨钙素由肾脏清除，因此，血液中的骨钙素水平又取决于肾功能状态。血液中的骨钙素水平常受维生素D状态、月经周期、昼夜节律、乙醇和季节等因素的影响。

3）Ⅰ型原胶原N-端前肽和Ⅰ型原胶原C-端前肽。两者都是原胶原分子前肽，被剪切后释放入血，是成骨细胞和成纤维细胞增殖特异性产物。理论上两者是反映骨形成水平的良好指标，但实际应用于临床敏感性差。

（2）骨吸收生化指标。

1）尿羟脯氨酸（HOP）。存在于各型胶原纤维中，尿液中HOP排量大体能反映胶原分解，但尿HOP反映骨吸收的特异性和敏感性并不高。

2）尿吡啶啉和尿脱氧吡啶啉。两者主要来源于骨组织，分解出来后在体内不代谢，全部以原型从尿中排出，故不受肝功能影响。由于尿吡啶啉和尿脱氧吡啶啉在肠道不吸收，故其测定值不受饮食因素影响。

3）血清Ⅰ型胶原交联C-末端肽、尿Ⅰ型胶原交联C-末端肽和尿Ⅰ型胶原交联N-末端肽。以上三者作为骨吸收指标使用得比较广泛。

4）血清抗酒石酸酸性磷酸酶（TRAP）。存在于骨、前列腺、血小板、红细胞和脾脏。TRAP-5b骨特异性更高，仅存在于破骨细胞中和牙槽骨的巨噬细胞中。目前在骨质疏松症研究中应用还很少。

（3）新一代骨转换标志物。

1）非胶原蛋白-骨外膜素。

2）破骨细胞酶-组织蛋白酶K。

3）调节成骨细胞或破骨细胞功能的护骨素（OPG）、核因子-kB受体活化因子配体（RANKL）。

4）成纤维细胞生长因子-23（FGF-23）等。

36 骨转换指标在骨质疏松症鉴别诊断中的临床价值是什么？

骨转换指标可以反映骨转换状态，预测骨量丢失率和骨质疏松症性骨折的风险，有助于明确继发性骨质疏松症的病因。骨转换指标还用于骨质疏松症和其他代谢性骨病的疗效随访标志物，以及个体药物治疗选择依据之一，从而提高药物依从性。例如：Ⅰ型原发性骨质疏松症是绝经后导致的骨质疏松症，其以雌激素下降后破骨细胞功能增强、骨转换加快、骨量丢失加速为特征；Ⅱ型是老年性骨质疏松症，以增龄型成骨细胞降低为主，伴或不伴破骨细胞功能的增强。

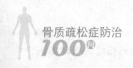
37 骨质疏松症治疗前需进行哪些相关检查?

骨质疏松症治疗前需确定:①是否为骨质疏松症;②是否排除其他影响骨代谢的疾病。

临床上诊断骨质疏松症基于以下两个指标:发生脆性骨折或骨密度低下。因此,有条件的患者治疗前都应该接受双能X线吸收法检测。另外,在作出原发性骨质疏松症的诊断之前,一定要排除其他影响骨代谢的疾病。为了帮助进行鉴别诊断,对已诊断和临床怀疑骨质疏松症的患者至少应做以下几项基本检查。

(1) 骨骼X线片。

(2) 实验室检查。血、尿常规,肝、肾功能,钙、磷、碱性磷酸酶、血清蛋白电泳等。如以上检查发现异常,需要进一步检查或转至相关专科做进一步鉴别诊断。

(3) 酌情检查项目。为进一步鉴别诊断的需要,可酌情选择性地进行检查,如血沉、性腺激素、$1,25-(OH)_2D$、甲状旁腺激素、尿钙和磷、甲状腺功能、皮质醇、血气分析、血尿轻链、肿瘤标志物,甚至放射性核素骨扫描、骨髓穿刺或骨活检等。

(4) 骨转换生化标志物。骨转换生化标志物简称骨标志物,分为骨形成标志物和骨吸收标志物。骨转换生化标志物可以帮助决定每个患者的治疗剂量,评价近期的治疗效果,监测对抗骨吸收治疗的反应和评价治疗方案是否合适,以便根据用药前后骨转换的情况及时修改治疗方案。

常用的骨转换生化标志物详见表3。

表3 常用的骨转换生化标志物

骨形成标志物	骨吸收标志物
血清碱性磷酸酶	空腹2小时的尿钙/肌酐比值
骨碱性磷酸酶	血清抗酒石酸酸性磷酸酶
骨钙素	血清Ⅰ型胶原交联C-末端肽
Ⅰ型原胶原N-端前肽	尿吡啶啉
Ⅰ型原胶原C-端前肽	尿Ⅰ型胶原交联C-末端肽
	尿Ⅰ型胶原交联N-末端肽

在上表的诸多指标中，国际骨质疏松症基金会（IOF）推荐Ⅰ型原胶原N-端前肽和血清Ⅰ型胶原交联C-末端肽是敏感性相对较好的两个骨转换生化标志物。

38 X线片可以用于诊断骨质疏松症吗？

X线片可以观察骨组织的形态结构，是对骨质疏松症性骨折进行定性和定位诊断的较好办法，也是骨质疏松症与其他疾病鉴别的主要途径。因其受多种技术因素的影响，用X线片诊断的敏感性和准确性较低，只有当骨量下降30%以上才可以在X线片上显现出来，30%的骨量丢失相当于T值-3.0~-2.5，所以X线片只能诊断明显的骨质疏松症。另外，由于不同的放射科医生的判断不同，导致判断有一定的主观性。

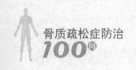
总之，X线片不能替代骨密度测定诊断骨质疏松症。如果X线片提示骨量减少，患者应该进一步做骨密度检查证实是否骨密度减低。

39 骨质疏松症的诊断流程是什么？

首先根据患者的性别、年龄、形体、病史及临床症状，评估骨质疏松症的危险因素；然后进行骨代谢相关指标及有关激素水平测定；通过化验指标的结果做进一步的检查，如骨密度测定等；最后依据检查结果进行诊断。

骨质疏松症的诊断流程详见下图。

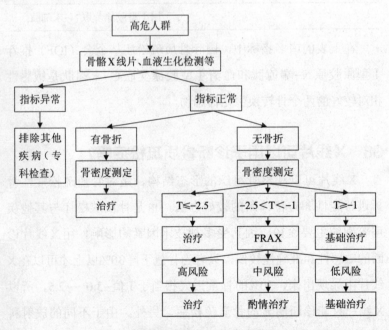

骨质疏松症的诊断流程图

继发性骨质疏松症的诊治

40 **什么是继发性骨质疏松症？**

继发性骨质疏松症是指由某些疾病或药物引起的病理性损害造成骨代谢失常所诱发的一种骨质疏松。导致继发性骨质疏松症的病因很多，临床上有以下几种情况：

（1）**内分泌代谢疾病**。包括甲状旁腺功能亢进症、甲状腺功能亢进症（简称甲亢）、库欣综合征、性腺功能减退症、糖尿病、腺垂体功能减退症等。

（2）**结缔组织病**。系统性红斑狼疮、类风湿关节炎、干燥综合征等。

（3）**慢性肾脏疾病导致肾性骨营养不良**。

（4）**血液系统疾病**。白血病、淋巴瘤、多发性骨髓瘤等。

（5）**器官移植术后**。

（6）**药物**。长期使用糖皮质激素、免疫抑制剂、肝素、抗

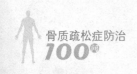

惊厥药、抗癌药、含铝抗酸剂、甲状腺激素、促性腺激素释放激素类似物等。

41 如何认识甲状旁腺功能亢进相关性骨病？

甲状旁腺功能亢进相关性骨病是指由于甲状旁腺功能亢进症（简称甲旁亢）导致的多种骨骼病变的总称。

甲状旁腺功能亢进症包括原发性甲状旁腺功能亢进症（PHPT）、继发性甲状旁腺功能亢进症（SHPT）和三发性甲状旁腺功能亢进症三大类。

PHPT是由于甲状旁腺本身病变引起的甲状旁腺激素（PTH）合成和分泌过多所致。80%的PHPT典型患者以骨骼病变表现为主或与泌尿系统结石相伴，但亦可以单纯骨量减少和骨质疏松为主要表现，后期主要表现为纤维囊性骨炎。骨骼受累的主要表现为广泛性骨关节疼痛，主要发生于腰背部、髋部、肋骨与四肢，局部明显压痛，骨密度降低，牙齿松动与脱落。轻微外力作用即可引起病理性骨折，重者有骨畸形，如胸廓塌陷变窄、椎体变形、骨盆畸形、四肢弯曲和身材变矮等。骨膜下骨吸收与骨内膜下骨吸收为PTH分泌增多的有力证据。骨膜下骨吸收常发生于双手的短管状骨，骨皮质外缘呈花边状或毛刺状，失去骨皮质缘的光滑锐利外观。骨囊性变与病理性骨折是局部严重骨吸收的一种表现，包括破骨细胞瘤（棕色瘤）和骨皮质囊肿。在骨密度降低的背景上，颅骨出现大小不等、界限不清的颗粒状高密度影，使颅骨呈现密度不均的斑点状，并夹杂小圆形低密度区，以额骨明显。颅骨内外板模糊不清，板障增厚，呈毛玻璃状或颗粒状，骨形成和骨吸收的生化指标一般均升高。

SHPT 是指在慢性肾病、肠吸收不良综合征、范科尼综合征、肾小管酸中毒、维生素 D 缺乏或 PTH 抵抗、妊娠、哺乳等情况下，甲状旁腺长期受刺激而分泌过量 PTH 的一种慢性临床综合征。除原发病外，甲状旁腺增生并出现甲旁亢性骨病（骨质软化、骨质硬化、骨质疏松、纤维囊性骨炎、肾石病等），甚至出现动脉钙化与钙化性尿毒症性小动脉病。慢性肾病、慢性肾衰等肾脏疾病引起的高磷酸盐血症，可导致血钙降低，是 SHPT 的常见原因。慢性肾病-矿物质骨病（CKD-MBD）特指因慢性肾病引起的骨矿物质代谢紊乱和骨外钙化综合征。除原发性肾脏疾病的表现外，本综合征尚有低钙血症、高磷血症、继发性甲旁亢、骨骼病变和异位钙化等异常。在透析患者中，16%～49%的肾性骨病患者表现为高骨转换型骨量丢失，表现为指骨骨膜下骨吸收、骨硬化、棕色瘤、骨膜反应、迁移性钙化等，可见于不同患者或同一患者的不同时期。但是，由于血液透析、腹膜透析、肾移植等医疗措施的干预，SHPT 的骨病改变远不如以前典型，多数只有骨质疏松、佝偻病或骨质软化的影像表现。

三发性甲旁亢是由于甲状旁腺受到长期的过度刺激，在 SHPT 的基础上部分 PTH 分泌细胞增生肥大，由代偿性功能亢进发展成能自主性地分泌 PTH 的结节。在临床上，三发性甲旁亢多发生于肾移植后肾功能恢复期、严重维生素 D 缺乏或 X-性连锁低磷血症性佝偻病长期用磷制剂治疗的患者。三发性甲旁亢

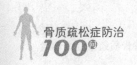

患者有明确的长期继发性甲旁亢病史和临床表现，在长期高磷血症和高PTH血症的基础上发生高钙血症。多数患者的骨代谢指标升高，提示骨骼病变严重。主要表现在骨骼和泌尿系统，包括多发性肾石病及广泛性骨吸收等，其实验室检测与原发性甲旁亢基本相同。影像检查可发现甲状旁腺自主分泌性结节或腺瘤。部分患者出现棕色瘤、严重骨痛和骨折，消化道症状明显，有时并发肾结石、泌尿系统感染或胰腺炎。

扩展知识

原发性甲旁亢可见于任何年龄，但60岁左右的成年人更为常见，女性多于男性。原发性甲旁亢可以由甲状旁腺腺瘤、增生或腺癌引起，其中80%～90%为单个腺瘤。临床上表现为高钙血症、高钙尿症、低磷血症和高磷尿症，从而引起多系统多器官病变，表现为骨骼病变、肾脏病变、消化系统症状等。

（1）高钙血症和低磷血症可引起：①恶心、呕吐、便秘或腹痛、消化性溃疡、急性胰腺炎、胃肠道症状；②乏力、倦怠、健忘、注意力不集中、忧郁、精神病等神经精神症状；③对称性近端肌无力、步态异常、肌萎缩、反射亢进等神经肌肉症状。另外，高血压发病率较高，但手术切除甲状旁腺后并不能纠正高血压。

（2）长期高钙血症影响肾小管的浓缩功能，同时尿钙和磷排量增多，患者常有烦渴、多饮、多尿和反复发生的肾脏或输尿管结石。结石一般由草酸钙或磷酸钙组成。结石反复发生或大结石形成可以引起尿路阻塞和感染，一般手术后可恢复正常，少数可发展为肾衰竭。

（3）PHPT 的诊断依据是：①多次血清总钙＞2.5mmol/L，且血清白蛋白无显著变化，伴有口渴、多饮、多尿、尿浓缩功能减退、食欲缺乏、恶心、呕吐等症状；②尿钙排泄增加或达正常上限（＞300mg/d）；③血清磷低下或达正常下限（＜1.13mmol/L）；④血 ALP 升高或达正常上限；⑤血清 PTH 增高（＞0.6ng/mL）且不被高钙血症抑制；⑥复发性尿路结石伴骨吸收加速（广泛纤维囊性骨炎、骨膜下骨吸收、牙周硬板膜消失、病理性骨折、弥漫性骨量减少）；⑦无恶性肿瘤或合并恶性肿瘤患者在手术切除后上述症状依然存在。血清 PTH 升高、高钙血症和低磷血症是诊断 PHPT 的基本条件。甲状旁腺不适当分泌 PTH 并不受高血钙的负反馈调节是诊断 PHPT 的重要依据。低磷血症的诊断价值不如高钙血症，但高钙血症伴低磷血症是 PHPT 诊断的有力证据。

（4）PHPT 主要依靠手术治疗。如果血钙＞3.0mmol/L、肌酐清除率下降30%以上、重度高钙尿症（24 小时尿钙＞10mmol）、皮质骨 BMD 的 T 值在-2 以下、患者要求手术治疗或病情追踪困难且年龄大于50 岁，可进行手术治疗。药物治疗用于不能手术治疗的老年患者、无症状的轻型患者或血钙水平正常的患者。药物治疗的目的在于减少钙的摄入、降低高钙血症。限制食物中钙的摄入量，忌饮牛奶，注意补充钠、钾和镁盐等，忌用噻嗪类利尿剂、碱性药物和抗惊厥药物。二膦酸盐（如阿仑膦酸钠）可降低轻度 PHPT 患者的骨代谢生化指标，增

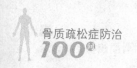
加腰椎和髋部BMD，降低骨折风险，治疗早期可能观察到血钙和PTH有一定程度降低。短期雌激素替代治疗主要适用于无雌激素禁忌证的绝经后PHPT患者，可降低骨代谢转换率，提高BMD，而不升高血钙。

SHPT的治疗需采取综合措施，保护肾功能，避免使用对肾脏有损害和影响骨代谢的药物（如抗惊厥药物）。内科治疗的目的是纠正代谢紊乱，使血钙、磷和PTH浓度保持在正常范围内。在发生严重SHPT症状前，给予适当治疗可使多数患者避免手术，一般当肌酐清除率降至40mL/min时，即应预防SHPT的发生。对于有手术指征的患者，在条件和时机不成熟时，可以先行药物治疗和对症处理，为手术治疗创造条件。晚期患者的处理核心问题是将血清PTH抑制并维持在适当范围内。

当继发性甲旁亢患者出现下列情况时，应考虑三发性甲旁亢可能：①对治疗药物（如西那卡塞特）抵抗；②手术治疗不能明显改善病情；③进行性加重的骨痛或棕色瘤；④血钙和尿钙由降低或正常转为升高；⑤骨代谢生化指标明显升高；⑥增生的甲状旁腺直径>1cm等。

42 甲状腺疾病相关性骨质疏松症有哪些特点？

儿童时期缺乏甲状腺素会引起骨成熟障碍，线性生长受阻。成年人缺乏甲状腺素会引起骨重建异常，骨折风险增加。

甲状腺素过多引起骨量丢失，甚至引起继发性骨质疏松症，这种情况主要见于甲亢和亚临床甲亢患者。65岁以上的甲亢患者的骨折风险增高1.8倍。甲亢患者不同部位骨量丢失的程度也不同，其中以皮质骨为主的桡骨远端的骨量丢失最为显著。另外，甲状腺素分泌增多可干扰活性维生素D的生成，使 $1,25-(OH)_2D$ 生成不足，导致肠钙吸收降低，诱发骨质疏松症。同样，甲状腺功能减退症患者用甲状腺素替代治疗后，骨折风险亦增高。

扩展知识

甲状腺毒症是任何原因引起血液循环中甲状腺素过多，导致以神经、循环、消化等系统兴奋性增高和代谢亢进为主要表现的一组临床情况的总称；而甲状腺功能亢进症是指产生和分泌甲状腺素过多和甲状腺功能亢进引起的一组临床综合征。

甲状腺功能减退症（简称甲减）是由多种原因引起的甲状腺素合成、分泌或生物效应不足所致的全身性低代谢综合征。甲状腺功能减退症按起病年龄可分为三型：功能减退始于胎儿或新生儿者称呆小病；起病于青春期发育前儿童及青春期发病者称幼年型甲减；起病于成年者为成年型甲减，重者可引起黏液性水肿，更为严重者可引起黏液水肿性昏迷。

43 什么是性腺疾病相关性骨质疏松症？

不论男女，任何原因引起的性腺功能下降都可能导致骨质疏松症，称为性腺疾病相关性骨质疏松症。

(1) 男性性腺疾病相关性骨质疏松症。雄激素可刺激生长激素分泌而引起青春期的骤长以及促进骨形成而导致骨骺融

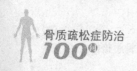

合。成骨细胞内存在雄激素受体，雄激素具有独立的刺激成骨细胞分化和增殖作用。此外，白介素-6（IL-6）是破骨细胞的激活因子，而雄激素可抑制IL-6的表达。

雄激素降低的老年男性可能通过骨骼肌强度下降和（或）跌倒等非骨骼因素而使骨折风险增高。血睾酮下降还通过肌力下降而间接减少其对骨的机械负荷作用。在抗雄激素治疗的开始数年内，BMD下降速度每年为3%～5%，明显高于老年所致的BMD下降速度，骨折风险也急剧增加。雄激素减少是老年骨质疏松症发生的主要原因之一，而骨吸收增加是老年男性骨代谢的重要特点。

前列腺癌常采用雄激素剥夺治疗，其疗效可靠，但会引起严重的骨质疏松症。如果联合外照射放疗，骨量丢失的情况可能更为严重，患者还会同时伴有代谢综合征、性功能减退、肌肉消瘦、体脂增加、贫血等。骨代谢的显著特点是成骨减少伴有骨吸收增强，骨折风险明显增高。因此可选用强的抗骨吸收药物（如唑来膦酸）或狄诺塞麦治疗，可明显提高BMD（5%～6%），从而降低骨折率。

（2）女性性腺疾病相关性骨质疏松症。雌激素或雄激素缺乏与相对增多均可影响骨骼的生长发育与成熟。雌激素缺乏使破骨细胞和成骨细胞生成均增加，骨重建速率升高，加上成骨细胞和骨细胞凋亡，导致骨形成和骨吸收失去平衡，因骨吸收多于骨形成而引起骨质疏松症。

围绝经期女性由于卵巢功能逐渐降低，体内雌激素降低，常出现更年期症状，严重影响妇女的生活质量。更年期为一种自然现象，对机体无大妨碍。但一些患者的症状很重，影响生活。绝经后易并发泌尿生殖系统感染、老年性阴道炎、性交疼痛、温度波动过大、感觉异常、精神病样发作、骨质疏松症、糖代谢异常和高血压等。雌激素缺乏会引起骨质丢失，骨密度降低，表现为身材变矮、驼背，易发生骨折、骨关节痛。

早期乳腺癌细胞表达雌激素受体（ER）和孕激素受体（PR），绝经后患者一般用第三代芳香化酶抑制剂化疗，有时在此基础上，加用促性腺激素释放激素（GnRH）拮抗剂。雌激素缺乏会引起骨吸收增强和明显骨量丢失，同时通过局部的细胞因子影响骨形成。ER和PR阳性患者首选他莫昔芬，该药对骨组织的作用主要与年龄有关，能增加绝经后女性的BMD，但对绝经前女性骨骼有多种不利作用。

扩展知识

成年男性的性腺功能主要包括睾丸的生精功能和睾酮的分泌功能，两种功能相辅相成。性腺功能容易受机体内外环境因素和整体健康状态的影响，许多全身性疾病都对性腺功能有明显干扰，主要包括头颅创伤、禁食、严重躯体疾病。肝病、肾病、镰状细胞贫血、免疫性疾病、神经系统疾病等引起的男性性腺功能减退症往往既影响GnRH与黄体生成素（LH）、卵泡刺激素（FSH）分泌，又损害睾丸功能。较长期饥饿或营养不良可引起青春期发育延迟，严重时导致性腺功能障碍。性腺功能减退症很少单独存在，患者常合并其他疾病（如心血管病、糖

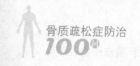
尿病、骨质疏松症、慢性疼痛综合征、肿瘤、人类免疫缺陷病毒感染），而有些疾病是引起性腺功能减退症的直接或间接原因。

卵巢是女性的性腺，具有产生卵子和内分泌激素的功能。卵巢的功能主要受下丘脑-垂体和卵巢局部因素的调节。更年期指女性从生育期向老年期过渡的生理转化时期，介于40～60岁，其显著的表现是出现月经不规则。更年期综合征是指在此时期由于卵巢功能衰退而引起的下丘脑-垂体-卵巢（HPO）轴功能障碍，出现一系列躯体症状的综合征。

44 什么是成纤维细胞生长因子-23相关性骨病？

近年来的研究表明，成纤维细胞生长因子-23（FGF-23）是一种新的调节血磷的内分泌激素，与磷代谢密切相关。遗传性低磷血症性佝偻病的病因是磷代谢调节因子突变，其发病机制与FGF-23系统的功能障碍直接相关，故称为FGF-23相关性骨病。而以FGF-23为主导的磷代谢调节系统组成了与PTH-维生素D-降钙素系统独立而有联系的磷代谢调控网络。应用两个钙磷代谢调控体系可以解答X-性连锁低磷血症性佝偻病（XLH）、常染色体显性遗传性低磷血症性佝偻病（ADHR）、常染色体隐性遗传性低磷血症性佝偻病（ARHR）、肿瘤性骨质软化症（TIO）、肾性高FGF-23血症和家族性瘤样钙盐沉着症的病因与发病机制。FGF-23、X染色体内肽酶同源性磷调节基因（PHEX）和牙本质基质蛋白-1（DMP-1）失活性突变分别引起ADHR、XLH、ARHR；而FGF-23或Galnt活化性突变导致家族性肿瘤性钙盐沉着症（FTC）。

扩展知识1

临床常见的FGF-23相关性骨病包括以下几种：

（1）X-性连锁低磷血症性佝偻病。XLH是遗传性低磷血症性佝偻病中最常见的临床类型。XLH的病因是Xp22.1上的PHEX基因突变。PHEX编码的蛋白质属于跨膜内肽酶。该种肽酶主要在成骨细胞、骨细胞和成牙本质细胞表达。PHEX的作用是影响FGF-23上游的调控因子活性。多数患者的血清$1,25-(OH)_2D$降低，FGF-23升高。除磷转运异常外，XLH还存在许多病理生理改变，如骨和牙齿矿化缺陷等。XLH的临床诊断依据为：①阳性家族史；②幼儿期佝偻病（成年人发生骨质软化）；③血清磷明显降低，尿磷排泄增多；④单独给予大剂量$1,25-(OH)_2D$治疗无反应，同时补充磷制剂虽可使儿童佝偻病痊愈，但尿中磷酸盐排泄增加和低磷血症仍得不到纠正。治疗的目的在于使血磷接近正常，以利于骨折的愈合。XLH患者可试用降钙素治疗，可使血清FGF-23明显降低，血磷和$1,25-(OH)_2D$升高。

（2）常染色体隐性遗传性低磷血症性佝偻病。ARHR是牙本质基质蛋白-1（DMP-1）突变引起的一种遗传性低磷血症性佝偻病，其临床特征与其他遗传性低磷血症相似，骨组织出现大量的类骨质，类骨质不被矿化，血清FGF-23明显升高。DMP-1属于小分子整合素结合配体N-连接糖蛋白家族的高度磷酸化蛋白类成员，主要功能是参与牙齿和骨骼的发育、代谢

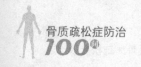
与矿化过程，维持硬组织的基本理化-生物学特征。DMP-1是调节骨细胞形成和维持磷平衡的关键因素。X线片显示佝偻病改变，多数伴有指骨短而粗，桡骨和尺骨短而粗、矿化延迟、骨弯曲，部分骨密度增高。低磷血症的治疗与XLH基本相同。DMP-1的C端裂解片段（57kDa）有望成为新的治疗措施。

（3）常染色体显性遗传性低磷血症性佝偻病。ADHR为FGF-23基因突变所致。ADHR患者FGF-23对降解酶抵抗，FGF-23水平升高。迟发型患者血清铁降低，并与FGF-23升高相关。儿童期发病者低磷血症、佝偻病和下肢畸形明显；成年期发病者在儿童期无症状，至青春期或妊娠期因铁缺乏而发病，有些男性患者随着增龄而病情减轻。血清FGF-23与铁的水平呈负相关，铁缺乏越严重，FGF-23升高越明显。除成年发病型ADHR外，其他所有的遗传性低磷血症性佝偻病均早年发病。因此发病年龄较晚是ADHR诊断的重要依据，如果同时伴有铁缺乏依据，且在纠正铁缺乏后症状缓解，强烈提示为ADHR，但确诊有赖于FGF-23基因突变检测。本病的治疗与其他遗传性低磷血症相同，成年发病型ADHR患者需要及时补充铁剂。

（4）肿瘤性骨质软化症。引起肿瘤性骨质软化症（TIO）的肿瘤大多数属于间质的肿瘤，其中近半数为血管瘤，尤其是血管外皮细胞瘤，且绝大多数为良性肿瘤。恶性肿瘤见于表皮癌、内皮层癌、纤维增生异常症或神经纤维瘤。TIO的临床特征主要包括低磷血症引起的骨质软化或佝偻病相关表现。一般根据肾小管磷的重吸收率及肾小管磷阈值均降低、24小时尿磷酸盐排泄量明显增加、血清FGF-23明显升高、PTH正常或稍升高、降钙素正常等作出初步判断。表层肿瘤的定位较容易，但位于深部组织者，需要结合X线片、彩色多普勒超声、血管造影等进行定位。TIO常被误诊为肌肉疾病、一般骨病、风湿病、肾脏疾病或精神疾病。早期诊断和治疗可获得痊愈，而延误治疗常带来灾难性并发症和终身畸形。切除肿瘤后，TIO可痊愈。

扩展知识2

FGF-23相关性疾病的分类见表4。

表4　FGF-23相关性疾病的分类

低磷血症性疾病
遗传性疾病
XLH（PHEX基因突变）
ADHR（FGF-23基因突变）
常染色体隐性遗传性低磷血症性佝偻病（DMP-1突变）
获得性疾病
肾移植后早期低磷血症
TIO
高磷血症性疾病
遗传性疾病
瘤样钙化症
获得性疾病
慢性肾病

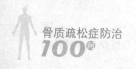

45 消化系统疾病相关性骨质疏松症有哪些？

维持正常的骨代谢有赖于消化系统（胃、肠、肝、胰、胆等）的功能正常。食物中的蛋白质、矿物质都必须先经过消化系统的消化才能被吸收。如果饮食中的营养素供应正常，而消化系统功能紊乱，亦可导致各种代谢性骨病，如骨质疏松症、骨质软化症等。常见的消化系统疾病相关性骨质疏松症包括：

（1）胃切除后骨病。胃大部切除或全切除后，消化吸收功能障碍所引起的骨代谢异常，称为胃切除后骨病。临床上胃切除术后一般需要多年才会出现骨病变，以骨质疏松症、骨质软化症为常见，BMD检查可见低骨量或骨质疏松症。BMD的降低主要与年龄和性别有关，部分患者伴骨质疏松性骨折，但严重骨痛、骨畸形者少见。由于这种并发症早期无症状，后期的表现又无特异性，往往被其他疾病所掩盖，故常被漏诊。有的病例可漏诊达40年之久，导致严重畸形和残废。

（2）过敏性肠病与骨病。过敏性肠病亦称谷蛋白过敏肠病，是一种自身免疫性小肠疾病。大多数患者无症状或仅有轻度腹痛、腹泻或腹部不适（隐匿型过敏性肠病）。过敏性肠病所致的骨质疏松症易于发生骨折（以外周骨折多见），骨折部位最多达5个，而且多数是在过敏性肠病确诊以前已经发生，故要特别强调早期诊断和早期治疗。骨活检显示骨质疏松症和（或）骨质软化症改变。亚临床型过敏性肠病的症状缺如或不典型，极易漏诊。由于本病常见，所以凡存在低骨量或骨质疏松症的年轻患者均应接受过敏性肠病的筛查，而不能随便诊断为"特发性青少年型骨质疏松症"或"家族性骨质疏松症"。

（3）炎症性肠病与骨病。炎症性肠病主要包括克罗恩（Crohn）病和溃疡性结肠炎。炎症性肠病为骨质疏松症的高危因素之一。患者由于肠道的广泛炎症，矿物质吸收和蛋白质与维生素的吸收不良，尤其在长期应用糖皮质激素治疗和行部分肠切除后，更易发生代谢性骨病，主要表现形式为骨质疏松症和骨质疏松性骨折，部分患者表现为骨质软化症。低骨量和骨质疏松症的发生率可达70%以上。本病引起骨质疏松症的原因较复杂，除营养不良、消化吸收功能减退外，还与糖皮质激素应用、肠切除、钙缺乏、维生素D缺乏、继发性甲旁亢及Crohn病本身有关，其主要原因可能是营养不良。

（4）空肠-回肠吻合术后骨病。因各种原因行空肠-回肠吻合术后数年，约有60%的患者发生骨质软化症和（或）骨质疏松症。X线检查可见骨质软化病灶，BMD降低。生化检查为血清钙降低、ALP升高和PTH升高。因为空肠-回肠吻合术切除的主要是回肠和大部分空肠，导致蛋白质、脂肪、糖类、矿物质和维生素D的吸收均明显减少，BMD下降，故骨病的发生与多种营养素（尤其是维生素D）缺乏有关。本病主要是支持治疗，同时补充适量维生素D和其他必需营养素。

（5）胰腺功能不全与骨病。在我国，引起胰腺功能不全的原因主要是胰腺切除。胰腺切除者除有消化不良、腹泻外，往往还伴有糖尿病。较重患者的血钙降低，但骨的病变多较轻。

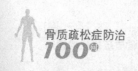

当合并有肝脏损害、肝硬化或慢性酒精中毒时，可出现明显的骨质疏松症或骨质软化症。

（6）**肝性骨营养不良症**。肝性骨营养不良症是指由慢性肝病引起的一组骨矿物质代谢异常综合征。肝性骨营养不良症并发低骨量或骨质疏松症的原因有：①性腺功能减退和性激素缺乏；②维生素D缺乏或不足；③慢性酒精中毒引起营养不良和成骨细胞功能减退；④长期应用糖皮质激素治疗；⑤低体重和慢性营养不良症；⑥肝硬化引起的代谢紊乱；⑦慢性胆汁淤积。

（7）**静脉营养支持与骨病**。长期接受静脉营养支持的患者往往伴有血钙、ALP、血磷升高，但PTH和$1,25\text{-}(OH)_2D$降低。发生骨代谢异常的原因除与营养素比例不当、维生素D缺乏和代谢异常有关外，有些患者也与营养液中有过多铝有关。除一般防治措施外，必要时可给予二膦酸盐类治疗。

46 哪些呼吸系统疾病可以导致骨质疏松症？

继发于肺、腹膜等部位的疾病可并发骨质疏松症、骨质软化症、杵状指、趾骨炎、骨关节炎等。近年的流行病学资料显示，慢性呼吸系统疾病患者发生脊椎骨折的危险性增高。因此对慢性呼吸系统疾病患者所并发的骨质疏松症应给予高度重视，加强防治。

（1）**慢性阻塞性肺疾病与骨质疏松症**。慢性阻塞性肺疾病（COPD）是一种常见疾病，多见于老年人，包括慢性支气管炎、肺气肿、支气管哮喘及肺心病。COPD患者机体长期处于慢性缺氧状态，随着缺氧的进行性加重，胃肠淤血，进食减少，钙摄入减少，患者的BMD下降也逐渐加重。炎症、缺氧常导致营养不良。加强饮食护理、体育锻炼对老年骨质疏松症的预防与护理有十分重要的意义。COPD患者活动后易气短，因此经常处于半卧床状态，长期居于室内，日照时间短，皮肤内的7-脱氢胆固醇转化成维生素D减少，导致$1,25-(OH)_2D$水平下降，易出现失用性骨质疏松症。长期应用糖皮质类固醇激素的重要并发症之一是骨质疏松症。皮质醇引起骨质丢失的危险性一般与每天剂量、疗程和累积剂量有关。口服糖皮质激素增加骨质丢失和骨折的危险性较吸入的危险性大。COPD的主要病变特征是气道炎症，特别是小气道炎症所致慢性气道阻塞。炎性细胞释放的炎性介质和细胞因子都是破骨细胞的刺激因子，故合并感染者更易发生骨质丢失。吸烟是引起COPD的主要危险因素，长期吸烟在老年COPD和骨质疏松症中可能起重要作用。

（2）囊性纤维化与骨质疏松症。囊性纤维化（CF）是由于囊性纤维化穿膜转导调节基因（CFTR）缺陷所致的一种遗传性疾病，临床上主要表现为慢性肺脓肿、胰腺功能不全和胆道纤维化。囊性纤维化患者继发骨质疏松症的原因较多，包括营养缺乏、吸收不良、钙和维生素D缺乏、活动少、慢性感染、青春期延迟、性腺功能低下、糖皮质激素治疗及合并糖尿病等，所有这些因素都可导致低骨量或骨质疏松症。另外，患者普遍存在低体重和营养不良，因此要特别注意营养物质的补充，给

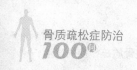
予足够的热量，以增加体重。同时要注意高钙饮食，增加钙和维生素D的补充，多晒太阳，参加有规律的负重运动，保持一定量的体力活动，限制糖皮质类固醇激素的应用。积极控制肺部感染，改善肺功能，对青春期延迟或性功能低下者可考虑雌激素补充治疗。

（3）结节病。少数结节病患者伴有骨骼病变，继发性骨质疏松症相当常见。其肉芽肿性病变与自身免疫功能紊乱有关，并可直接引起骨代谢异常。长期使用糖皮质激素治疗可导致骨质疏松症。患者因维生素D缺乏而发生骨质软化症，因肉芽肿组织的1α-羟化酶活性增强，血清1,25-$(OH)_2$D和血钙升高。因此，结节病是维生素D缺乏性高钙血症的一种特殊类型。结节病本身可诱发骨质丢失，当使用糖皮质激素治疗后，骨吸收增加，骨形成被抑制，从而加快骨质丢失的进程。无症状者不需要给予过多治疗，尤其在高钙血症时，应禁用维生素D和钙剂，因为补充维生素D有诱发高钙血症和高钙尿症的风险。

47 如何诊断结缔组织病、风湿性疾病相关性骨质疏松症？

风湿是指关节、关节周围软组织、肌肉和骨骼出现的慢性疼痛。风湿性疾病（简称风湿病）是一种肌肉-骨骼系统疾病。结缔组织病（CTD）是风湿性疾病中的主要类型，属于自身免疫性病变，以血管和结缔组织慢性炎症的病理改变为基础，可累及多个系统，晚期累及多个器官，出现器官损害，对糖皮质激素的治疗有良好反应。

(1) 类风湿关节炎。类风湿关节炎（RA）是以累及周围关节为主的多系统性炎症性自身免疫病。其典型的症状为对称性、多个周围性关节的慢性炎症病变。病理特征为慢性滑膜炎，侵及下层的软骨，骨和关节被破坏，60%～70%的患者在活动期血清中出现类风湿因子。起病常缓慢而隐匿，在出现明显关节症状前有数周的低热、乏力、全身不适、体重下降等症状，以后逐渐出现典型的关节症状。少数起病急剧。类风湿关节炎患者常并发低骨量或骨质疏松症，病因主要与疾病本身和长期应用糖皮质激素治疗有关。

(2) 强直性脊柱炎。强直性脊柱炎（AS）多见于男性，以20～30岁为高峰。以中轴关节慢性炎症为主，也可累及内脏及其他组织。起病大多缓慢而隐匿。早期症状常为腰骶痛或不适、晨僵等，或表现为臀部、腹股沟酸痛或不适，症状可向下肢放射而类似"坐骨神经痛"。少数可以颈、胸痛为首发表现。在静止、休息时症状加重，活动后缓解。夜间腰痛影响睡眠，严重者在睡眠中痛醒，需下床活动后方能重新入睡。约半数患者以下肢大关节如髋、膝、踝关节炎症为首发症状。常为非对称性、反复发作与缓解，较少表现为持续性。随着病情发展，整个脊柱可自下而上发生强直。

典型病例的X线片表现为骶髂关节明显被破坏，后期脊柱呈"竹节样"变化。骶髂关节是本病最早累及的部位。病理表现为滑膜炎、软骨变性破坏、软骨下骨板破坏、血管翳形成及

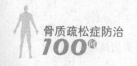

炎症细胞浸润等。炎症过程引起附着点侵蚀、骨髓炎症、水肿，进而肉芽组织形成，最后受累部位钙化、新骨形成。在此基础上发生新的附着点炎症与修复，如此反复而出现椎体方形变、韧带钙化、脊柱"竹节样"变性、胸廓活动受限等临床表现。

（3）赖特（Reiter）综合征和反应性关节炎并低骨量、骨质疏松症。Reiter综合征（RS）和反应性关节炎（ReA）均为发生于尿道炎、宫颈炎和（或）腹泻后的炎症性、非对称性小关节炎，可伴有结膜炎、虹膜炎或皮肤-黏膜损害等关节外表现。本病的临床特点为发病急，发病前1～4周发生过泌尿生殖系统感染或胃肠炎。泌尿生殖系统感染引起者大多以男性为主，可能有性病史，男性为尿道炎，女性为宫颈炎。根据对胃肠道感染引起者的性别统计，男性和女性的比例相当。炎症性关节炎为非对称性小关节炎，可累及膝、踝、肩、腕、肘和髋关节，指（趾）也常累及。典型受累指（趾）呈弥漫性改变，称"腊肠样指（趾）"，并因跟腱附着点炎而出现足跟或足底痛。约1/4病例有骶髂关节病变。本病多呈自限性。

（4）银屑病关节炎并低骨量、骨质疏松症。银屑病关节炎（PsA）是指发生于银屑病的骨关节慢性炎症，见于20%～30%的银屑病患者。关节炎特点为非对称性远端指间关节炎，也可表现为多关节炎以及中轴或脊柱关节炎等。X线片检查可见指（趾）关节受累，典型改变呈"笔帽-铅笔样"征；长骨骨干呈"绒毛状"骨膜炎、骶髂关节炎、脊柱骨桥形成等。同样，肿瘤坏死因子（TNF）抑制剂是治疗银屑病关节炎的有效药物，可明显改善病情。常用的TNF拮抗剂有英夫利西单抗、依那西普、阿达木单抗、戈利木单抗等。甲氨蝶呤对银屑病及银屑病关节炎疗效较好。

（5）未分化脊柱关节病并低骨量、骨质疏松症。未分化脊柱关节病是指有脊柱关节病的某些临床特点，而又未能诊断为上述脊柱关节病的临床情况。其含义为：①某种明确的脊柱关节病早期表现；②某种脊柱关节病的"流产型"或顿挫型，以后不出现该脊柱关节病的典型表现；③某种重叠综合征；④某种病因不明的脊柱关节病。症状轻微者无须特殊治疗，或只需给予非甾体类抗炎药治疗，病情严重者可参照强直性脊柱炎的治疗。

（6）系统性红斑狼疮并低骨量、骨质疏松症。系统性红斑狼疮并低骨量、骨质疏松症相当常见，病因复杂，一般与炎症糖皮质激素使用、维生素D缺乏等有关，但目前的病因与临床防治研究仍有待加强，尤其是早期预防，需要引起足够重视。

扩展知识

常见风湿性疾病的范围和分类见表5。

表5　风湿性疾病的范围和分类

类　型	范围和疾病
弥漫性结缔组织病	SLE、RA、pSS、PM、DM、MCTD、血管炎
脊柱关节病	AS、Reiter综合征、银屑病关节炎、炎症性肠病关节炎

类　型	范围和疾病
退行性变	OA
晶体病变	痛风、假性痛风
感染因子相关性疾病	反应性关节炎、风湿热
其　他	纤维肌痛、周期性风湿、骨质疏松症，继发于其他系统疾病的关节、骨病

　　注：SLE为系统性红斑狼疮；RA为类风湿关节炎；pSS为原发性干燥综合征；PM、DM为多肌炎、皮肌炎；MCTD为混合性结缔组织病；AS为强直性脊柱炎；OA为骨性关节炎。

　　常见弥漫性结缔组织病的特异性临床表现见表6。

表6　常见弥漫性结缔组织病的特异性临床表现

病　名	特异性表现
SLE	颊部蝶形红斑、蛋白尿、溶血性贫血、血小板减少、多浆膜炎
pSS	口眼干、腮腺肿大、猖獗性龋齿、肾小管性酸中毒、高球蛋白血症
皮肌炎	上眼睑红肿、颈部呈V形充血、肌无力
系统性硬化病	皮肤肿硬失去弹性、硬指、指端缺血性溃疡、雷诺现象
韦格纳肉芽肿病	鞍鼻、肺迁移性浸润影或空洞
大动脉炎	无脉
白塞病	口腔溃疡、外阴溃疡、针刺反应

48 哪些药物可引起继发性骨质疏松症？

引起骨矿物质代谢异常的药物很多，其中引起低骨量、骨质疏松症的常见药物有糖皮质激素、抗肿瘤药物、抗癫痫药物、芳香化酶抑制剂、噻唑烷二酮类药物、质子泵抑制剂等。

(1) 抗肿瘤药物。骨质疏松症是内分泌相关性肿瘤（如乳腺癌、前列腺癌等）治疗的重要并发症。抗乳腺癌药物治疗引起的骨量丢失发生较快，程度较重。绝经前乳腺癌引起的骨量丢失主要与化疗、GnRH激动剂或他莫昔芬所致的卵巢功能衰竭有关。而绝经后应用的芳香化酶抑制剂会增加骨转换，骨量减少，骨折增加，因此需要用二膦酸盐或狄诺塞麦防治。应用雄激素剥夺治疗前列腺癌时，骨量丢失的发生相当迅速，BMD每年下降3%～7%，骨折风险也急剧升高（5倍左右），5年和10年的骨折率分别达13%和33%或更高。

(2) 糖皮质激素。糖皮质激素所致的骨质疏松症（GIOP）是糖皮质激素治疗的常见并发症，但也是容易被忽视的常见临床问题。糖皮质激素可直接抑制骨形成，同时增加骨吸收。另外，糖皮质激素间接降低肠钙吸收，刺激肾磷排泄，继发性性腺功能障碍与肌肉消耗也在其发病机制中起重要作用。骨量丢失、骨脆性增加是引起骨折的根本原因，但其与绝经后骨质疏松症不同的是，骨折主要发生在骨密度较高的部位。

(3) 抗癫痫药物。抗惊厥剂、苯二氮䓬类等均为抗癫痫药物（AED）。该类药物能明显增强维生素D的分解代谢，诱发低

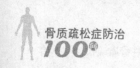

钙血症，有时引起低骨量、骨质疏松症和骨折，统称为AED所致的骨病。AED增加骨折发生率和骨折风险，长期使用AED的患者常并发低钙血症、低磷血症、低维生素D血症和高PTH血症，尤其是肝脏P450酶诱导剂的作用更明显，引起维生素D缺乏。此外，这些药物还抑制靶细胞对PTH的反应性，抑制肠钙吸收，造成骨转换率升高。

（4）噻唑烷二酮类药物。噻唑烷二酮类化合物为过氧化物酶增殖体活化受体γ（PPARγ）的激动剂，用于提高胰岛素的敏感性。骨髓间质细胞、成骨细胞和破骨细胞表达PPARγ，PPARγ的激动剂促进脂肪生成而抑制成骨细胞生成，因此降低了骨形成，脂肪沉积和脂肪因子增多对骨骼代谢亦有负面影响。骨丢失的量可能与应用剂量有关。

（5）质子泵抑制剂。质子泵抑制剂如奥美拉唑能与破骨细胞的囊泡三磷酸腺苷酶相互作用，提示可能具有抗骨吸收作用，胃酸是钙吸收的重要前提。需要注意的是，长期应用后会引起骨密度降低。奥美拉唑抑制钙吸收，引起低钙血症，长期使用者的骨折率会升高。

（6）血清素选择性再摄取抑制剂。血清素选择性再摄取抑制剂通过抑制下丘脑-垂体-性腺轴功能而引起骨量丢失。成骨细胞、破骨细胞和骨细胞表达5-羟色胺转运体（5-HTT），抑制5-HTT后，动物或抑郁症患者的骨密度降低，骨质量下降。

（7）胰岛素样生长因子-1受体抑制剂。胰岛素样生长因子-1（IGF-1）受体抑制性单克隆抗体主要用于肉瘤、多发性骨髓瘤、卵巢癌、神经内分泌瘤和其他恶性肿瘤的治疗，由于IGF-1及其受体是调节骨生长发育、代谢的重要因素，因而可引起严重的骨质疏松症。

扩展知识

常见可以引起低骨量和骨质疏松症的药物见表7。

表7　常见可以引起低骨量和骨质疏松症的药物

药　物	作用机制
糖皮质激素	骨形成减少
肝　素	骨形成减少，骨吸收增加
噻唑烷二酮类药物	骨形成减少
芳香化酶抑制剂	雌激素生成减少
质子泵抑制剂	肠钙吸收减少
甲状腺素	骨吸收增加
抗癫痫药物	不明
抗肿瘤药物	细胞毒作用，骨基质合成不足
GnRH激动剂	性腺功能减退，性腺类固醇激素缺乏

常见引起钙代谢异常的药物见表8。

表8　常见引起钙代谢异常的药物

药物对钙代谢的作用	药　物	作用机制
增加钙代谢作用	碳酸氢盐	多种作用途径
	钙三醇	$1,25-(OH)_2D$的作用

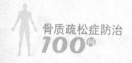

续表

药物对钙代谢的作用	药　物	作用机制
	氢氯噻嗪	肾小管钙重吸收
	锂盐	PTH作用
	维生素A	促进骨吸收
降低钙代谢作用	二膦酸盐	抑制骨吸收
	降钙素	抑制骨吸收
	呋塞米	肾小管钙重吸收
	糖皮质激素	多种作用途径

49 如何治疗抗乳腺癌药物治疗引起的骨量丢失？

抗乳腺癌药物治疗引起骨量丢失的治疗主要是改变生活方式，积极运动，补充适量维生素D和钙剂。这些措施有助于减少骨量丢失，但需在此基础上尽早应用二膦酸盐类骨质疏松症药物，一般首选唑来膦酸，每3个月静脉注射4mg，可有效预防骨量丢失。口服二膦酸盐类药物亦可治疗芳香化酶抑制剂引起的骨质疏松症。

50 糖皮质激素性骨质疏松症如何诊治？

糖皮质激素所致的骨质疏松症是临床上常见的继发性骨质疏松症。目前，泼尼松、泼尼松龙、甲泼尼龙和地塞米松仍是广泛应用的主要口服糖皮质激素制剂，其被广泛用于慢性非感染性炎性疾病（包括结缔组织病）、过敏性疾病及器官移植。骨质疏松症为其最严重的副作用之一，这主要与成骨细胞凋亡增加和破骨细胞活性增强有关。即使是生理剂量的糖皮质激素也可引起骨量丢失，绝经后女性及50岁以上男性为高危人群。

GIOP和其他类型的骨质疏松症一样，患者表现为骨量减少、BMD降低。临床上常有腰背疼痛，严重者伴骨骼畸形和骨折。GIOP的一般特点有：①早期以轴心骨（脊椎、髂骨和胸骨）的骨密度降低最明显；②常伴有骨坏死和肾结石；③脊椎压缩性骨折、肋骨骨折和较特异的退行性骨折多见。只要不合并其他致骨量丢失原因，当患者停用糖皮质激素后，一般BMD不再继续下降，并在停药后数月至数年内恢复至基础水平。但是，如果病情严重，已经发生的骨骼畸形、骨坏死或骨折不能自行恢复，而手术治疗的效果往往比其他原因引起的骨质疏松症更差。

糖皮质激素引起骨折的危险性与年龄、性别和基础疾病无关。即使在BMD正常时，仍可发生髋部骨折和肋骨骨折，因而引起骨量丢失和骨折的糖皮质激素似乎没有安全剂量。骨量丢失在糖皮质激素治疗6～12个月时最为明显。当T值低于−1.5时即可发生脊椎或髋部骨折，所以GIOP的骨折阈值显著低于其他原因所致的骨质疏松症。中国GIOP诊治指南指出，对于长期应用糖皮质激素治疗的患者应每6～12个月检测BMD。如果治疗超过3个月应注意改善生活方式（如禁烟、减少饮酒量），适当进行负重体育运动，并补充钙剂和维生素D。如果患者需要长期使用糖皮质激素或经检测存在多种骨质疏松症风险，则防治

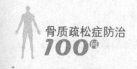

需要更为积极。除了改善生活方式、适当进行负重体育运动、补充钙剂和维生素D外，应及时采用性激素替代治疗（存在性腺功能障碍或有其他临床使用指征时），并定期检测腰椎和（或）髋部的BMD，当BMD的T值<-1时，应给予二膦酸盐治疗。禁忌或不耐受二膦酸盐者采用降钙素治疗。

GIOP的一般治疗包括补充适量的营养，食物中要富含蛋白质、维生素D和钙盐，热量的摄入以维持患者的标准体重为度。限制食盐摄入，补充足够钾盐。如需要使用利尿剂，最好选用噻嗪类制剂（减少尿钙排泄）。钙剂加维生素D制剂对于长期应用相当于泼尼松15mg/d以下剂量的糖皮质激素患者可以保持骨量。二膦酸盐为治疗GIOP的首选药物，这类药物可抑制骨吸收，降低骨的代谢转换率，促进破骨细胞凋亡。狄诺塞麦是抗RANKL的抗体，有可能成为新的治疗药物选择。降钙素可增加脊柱的BMD，但不减少骨折危险性，一般不作为GIOP的推荐药物或首选药物。

51 什么是范科尼综合征？

范科尼（Fanconi）综合征又称为复合肾小管转运缺陷症，是近端肾小管多种功能障碍引起的一组临床综合征，主要表现为尿中丢失过多的葡萄糖、氨基酸、磷酸盐、碳酸氢盐和尿酸等。临床上以氨基酸尿、糖尿和磷酸盐尿为特征，且常伴有高氯性代谢性酸中毒、电解质平衡紊乱、佝偻病、骨质软化症和生长发育迟缓等。Fanconi骨病（FBD）是指近曲肾小管多发性重吸收障碍所致肾性佝偻病、骨质软化症中的一种临床类型。Fanconi综合征的发病原因可以是常染色体隐性遗传、常染色体显性遗传、X-性连锁遗传，亦见有原因不明的散发病例。许多种遗传性系统性疾病可发生Fanconi综合征，其中包括Wilson病、半乳糖血症、酪氨酸血症、胱氨酸病、果糖不耐受症及Lowe眼脑肾综合征。Fanconi综合征亦可继发于多发性骨髓瘤、淀粉样变性和重金属中毒。近年来研究发现，轻链肾小管病、药物和干燥综合征是导致Fanconi综合征的常见病因。概括来说，上述任何疾病损害了近曲肾小管的重吸收功能（例如胱氨酸病，胱氨酸沉积于近曲肾小管就影响其重吸收功能）就可发生Fanconi综合征。其临床特点是近曲肾小管的多项重吸收功能障碍，排出高氨基酸尿、葡萄糖尿和蛋白尿，并伴有近曲肾小管的钠、钾、钙、磷的重吸收异常。临床上也将具备氨基酸尿、糖尿和磷酸盐尿三项异常者确诊为完全性Fanconi综合征。而将仅有其中的1～2项异常者确诊为不完全性Fanconi综合征。近曲肾小管对磷酸根重吸收障碍，肾丢失磷，就会发生低磷血症，从而引起佝偻病、骨质软化症。近曲肾小管对于碳酸氢根重吸收欠佳，肾丢失碳酸氢根，从而发生慢性代谢性酸中毒。慢性酸中毒会引起钙、磷从骨骼中释出，增加对血中磷酸盐的缓冲，这是代偿性作用，用以调整酸中毒。以上的过程逐渐形成佝偻病、骨质软化症。佝偻病、骨质软化症是Fanconi综合征的常见表现。

积极治疗引起继发性Fanconi综合征的原发疾病可减轻症

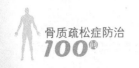

状，减少并发症的发生。低磷血症的治疗主要是口服补充磷酸盐。佝偻病、骨质软化症的治疗重点是补充磷酸盐和纠正代谢性酸中毒，必要时给予较大剂量的活性维生素D。

52 什么是成骨不全？

成骨不全（OI）是一组临床脆性骨折和牙本质发育不全情况的总称，又称脆骨症，是以骨脆弱、骨畸形、蓝色巩膜、牙齿发育不良、身材矮小等为临床特征的常染色体显性或隐性遗传性结缔组织病。本病为家族遗传性疾病，可母婴同患，也可发生于孪生儿。约90%的成骨不全是由于Ⅰ型胶原α1链（COL1A1）和α2链（COL1A2）基因突变所致。目前已发现300多种突变类型，但基因突变的类型与临床表现和病情无明确关系。同样的基因突变可引起不同的临床类型，而同一临床类型可由多种基因突变类型所致。

成骨不全的临床表现为骨密度降低，骨骼畸形伴骨硬化或软化，脆性增加。虽身材无明显矮小，但多次骨折可致肢体较短而呈不同程度的矮小畸形，可有牙齿异常、关节松弛、多汗和体温异常、皮下出血、瘢痕体质以及便秘和呼吸困难等。40岁以后可发生眩晕、耳鸣甚至耳聋，有中枢神经受累和早发关节退变症状，长骨弯曲、扁平椎和脊柱后突、三叶形骨盆、扁颅底。约1/3的患者有脊柱侧弯、胸廓畸形、头大、两侧颞骨外突和三角脸等。成年成骨不全者常伴有驼背和胸廓畸形，可影响肺功能，增加肺部并发症的发生率。其他少见的表现有失听、主动脉功能不全、骨肉瘤和肺发育不全等。牙本质发育不全的特点是牙本质结构异常，牙本质变色，由白色变为灰色或乳白色，胶原结构异常而其含量一般不降低。牙齿异常通常表现为乳白牙、牙髓腔闭塞和冠-根狭窄，这些表现具有诊断特异性。成骨不全患儿出生时90%以上有蓝色巩膜。Ⅰ型胶原α1链的螺旋区突变或其起始120个氨基酸突变容易出现蓝色巩膜（75%），α2链突变的蓝色巩膜发生率较低（57%）。少数患者可有心瓣膜病、结缔组织病、动脉瘤、脊柱侧弯、手足细小、掌指骨短、指甲发育不良、皮肤疏松等表现。听力缺失可见于所有OI患者，病情轻重不一，但均呈进行性发展。在50岁以上的患者中，约50%的听力完全丧失。身材短小是OI的基本特征之一，但生长发育的调节功能没有明显异常，原因可能与软骨内成骨功能障碍有关。

骨脆性增加伴反复骨折的儿童或青少年患者应首先想到成骨不全可能。如果肢体变短、骨骼畸形、早发性骨质疏松、蓝色巩膜、听力下降、牙质形成不全、早发性耳硬化等表现中出现两项或更多表现，临床即可诊断为成骨不全，但病因诊断有赖于基因突变分析。

扩展知识

2011年，根据引起OI和OI样疾病、胶原性疾病（结缔组织病）致病基因的新发现，提出了最新分型建议，进一步扩展至11个类型，并列入了3种未分类的成骨不全样疾病或结缔组织病，详见表9。

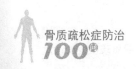
表9 2011年提出的成骨不全分型

	OI	遗传方式	表　型	基因缺陷
已分类的OI				
经典类型	I	AD	轻度异常	COLIA1缺乏
	II	AD	致命	COL1A1、COL1A2
	III	AD	进行性骨畸形	COL1A1、COL1A2
	IV	AD	中度异常	COL1A1、COL1A2
不明原因的类型	V	AD	特殊组织学变化	不明
	VI	AR?	矿化缺陷	不明
3-羟化缺陷类型	VII	AR	重度骨形态异常致命性（基因缺乏）	CRTAP
	VIII	AR	重度→致命	LEPRE1(P3H1)
	IX	AR	中度→致命	PPIB(CyPB)
侣伴分子缺陷类型	X	AR	重度→致命	SERPINH1(HSP47)
	XI	AR	进行性骨畸形Bruck综合征	FKBP10(FKBP65)
未分类的OI样疾病或胶原疾病				
2型Bruck综合征		AR	关节挛缩	PLOD2
Caffey病		AD	皮质骨肥厚	COL1A1
成骨细胞成熟缺陷症		AR	中度	SP7（Osterix）

注：AD为常染色体显性遗传；AR为常染色体隐性遗传。

生长激素（GH）对成骨不全有一定疗效，可使钙含量增加，有利于骨矿化。此外，GH可促进胶原合成，治疗12个月后，骨的纵向生长速度增加（骨龄无变化）、骨折率下降。儿童患者使用二膦酸盐可获得多方面的益处，如增加BMD，降低骨折率，但对骨的强度无直接作用。对于病例的选择、疗程和用量等仍有不同意见。应用的原则是：①剂量要低；②应用宜早；③首选帕米膦酸钠；④疗程不能过长；⑤轻型病例不用或慎用。间质干细胞治疗和等位基因特异性沉默是纠正OI病因的根本方法，基因治疗有望成为治疗的新途径。许多成骨不全患儿伴有长骨矢状面和（或）冠状面的弯曲，如胫骨矢状面弯曲超过40°，容易发生骨折，应告知患儿父母，患儿发生骨折的危险性较大。当弯曲超过40°时可能需要手术干预，这种程度的弯曲常伴有背屈运动幅度减少。有些患儿在儿童时期行多处截骨术，以降低骨折发生率和预防下肢弯曲。手术可改善肢体畸形，提高患者生活质量。牙质成骨不全者可做相应处理。

53 Paget骨病的特点有哪些？

Paget骨病又称变形性骨炎或畸形性骨炎，是局部骨组织的一种骨重建亢进性疾病。其病变特点是病灶处的骨重建（骨吸收、骨形成和骨矿化）增加，过高的破骨细胞活性及过多的破骨细胞引起的高速骨溶解，并导致成骨细胞增加和骨形成过多，形成的交织骨结构脆弱。骨盐及胶原的转换率增加，骨髓纤维化和血管过多导致骨局限性膨大。骨形成和骨吸收之间失衡导致骨面积增大和骨畸形。Paget骨病的发病无性别差异，初次就诊年龄多在40岁以上。本病具有家族遗传特点，有阳性家族

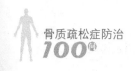

史者一般约占15%，最高达40%。Paget骨病的高危环境可能主要是病毒感染或其相关因素。

95%以上的Paget骨病患者初期无明显症状，仅X线片检查证实为Paget骨病。除骨折外，该病的发作具有隐匿性，30%的患者有长达10年的骨病症状，难以与其他骨关节疾病的骨病相区分。多数患者临床表现不明显，当有合并症而进行X线片检查或检测血ALP时才被意外发现。本病的常见主诉是骨痛，表现为局部病灶的固定性钝痛，呈烧灼感，常在夜晚发作或加重，偶尔出现锐痛或放射性疼痛。严重骨痛者在局部往往可发现体温上升、骨内压增大。颅骨吸收阶段可持续多年，颅骨逐渐增大，可伴有感觉神经性听觉障碍。颅骨外板增生可引起颅底孔道变窄，压迫脑神经，其好发部位为颞骨岩部，故常合并听神经功能障碍，导致感觉性听力丧失、中耳骨化和慢性炎症等病变，或导致视盘水肿、眼肌病变、突眼、视神经萎缩及失明。后期导致头痛、痴呆、脑干或小脑功能障碍。上颌骨受累较下颌骨多见，导致面部畸形。累及脊椎（主要发生在腰骶段）时，引起腰痛，腰椎侧弯，脊髓受压，少数患者甚至逐渐出现下肢麻木乃至痉挛性瘫痪，波及颈椎可出现颈椎脱位。长骨受累以股骨、胫骨和肱骨多见。约2/3的患者可有骨盆病变，多表现为BMD减低和畸形，可伴不规则囊性变、低密度囊状透明影与灰浆状高密度病变混杂存在或髋臼稍内陷。多发性骨肉瘤样变性病变是Paget骨病的严重并发症之一，病变可发生于任何部位，多见于老年病例。

X线片检查有助于诊断受累及的病灶区。骨端受累、溶骨区界限清晰、楔形透光区、广泛性骨硬化、骨体积增大、骨小梁变粗等有助于诊断。当骨病变轻微或不典型时，可用磁共振成像（MRI）和骨显像来分析微小病变的特征，有助于本病的早期诊断。

扩展知识

Paget骨病的病因和发病机制未明，很可能是一种以局限性高速骨溶解为特征的临床综合征，而高速骨溶解的基本原因是OPG-RANK-RANKL信号分子或相关基因的突变。病毒感染、内分泌功能紊乱和自主神经功能紊乱也在Paget骨病的发病中起重要作用。因此，Paget骨病是一种基因与环境相互作用而导致疾病的典型例子。本病的家族聚集现象明显，家族性Paget骨病以常染色体显性方式遗传。本病的骨损害表现为病变局部的破骨细胞生成增多，骨吸收增强、加速，是过多IL-6和RANKL介导的结果。Paget骨病易于并发骨肉瘤和其他骨肿瘤，用二膦酸盐等药物治疗的效果较佳。只要能抑制破骨细胞的增生、分化和活性，就可以达到控制骨病变之目的。

短期治疗的目的是为降低骨转换和缓解症状，降低神经系统并发症、骨骼畸形，改善听力。长期治疗的目的是防止骨关节炎，诱导缓解，防止疾病进一步发展，降低致残率。Paget骨病的疼痛治疗可采用非甾体类抗炎药（NSAID）。由于骨关节炎或神经根压迫引起的疼痛，可采用阿片类镇痛剂、针灸、电刺激神经疗法、水疗、关节置换、手术或辅助行走器治疗。由于

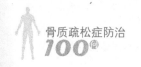
Paget骨病患者的骨形成增加，因此患者需每日补钙1000～1500mg、维生素D400～800U，特别是对经过二膦酸盐或降钙素治疗的患者常并发继发性甲旁亢，个别甚至发生三发性甲旁亢，补充钙剂和维生素D尤为重要。大部分患者症状轻微或无症状，无须治疗。患者多因疼痛、畸形、活动困难或因并发症（如骨折、肉瘤样变及其他器官继发性病变等）而就诊。二膦酸盐对早期的骨痛、骨内压增大、骨吸收亢进和中期的镶嵌状板层骨增生并骨畸形有特殊疗效，但应慎用或禁用于晚期的骨硬化，特别是伴有明显的颅底和颈椎骨增生硬化者，因为有可能加重神经压迫或导致颈椎骨折或移位等严重并发症。当病变骨出现纤维发育不良或溶骨性损害时，均可使用二膦酸盐制剂，可抑制骨和软组织钙化，阻滞骨吸收和破骨细胞增殖。降钙素一般不作为本病治疗的常规首选药物，因为其不能使破骨细胞凋亡。一般仅在缺乏二膦酸盐或需要紧急控制症状（如手术中）时使用。降钙素的主要作用是延缓骨吸收，迅速抑制破骨细胞的功能并减少其数量。

54 什么是骨质硬化症？

骨质硬化症是一组罕见的原因不明的先天性骨发育障碍性疾病的总称。其病因往往与破骨细胞功能不全、骨吸收减少有关。如果在X线片、CT或MRI图像上出现皮质骨与骨髓的界限不清，皮质骨增厚和骨髓腔缩小，即可称为骨质硬化症。另外，获得性骨质硬化症见于氟中毒，局限性骨质硬化症则见于恶性肿瘤（尤其是前列腺癌和乳腺癌）骨转移灶。根据临床表现和X线片特点可分为多种不同类型。各类型的共同特征是骨重吸收速度减慢、骨皮质增厚、BMD增加、骨髓腔缩小、全身骨骼硬且脆。临床上可表现为贫血、肝脾肿大、脑神经功能障碍及骨折难以愈合等。所有引起破骨细胞功能障碍（如分化缺陷、骨吸收功能缺陷）的因素都可能导致骨质硬化，病因以破骨细胞功能障碍为主，成骨细胞功能增强其次，偶尔可为两种因素的共同作用导致骨质硬化症。

BMD升高和反复骨折伴贫血与软组织钙化及颅骨增厚是骨质硬化的重要诊断线索。典型病例的诊断依据：①贫血、出血、发育不良、抵抗力差和易并发感染；②查体发现肝、脾肿大，同时有视力、听力下降；③X线片显示为普遍的骨皮质增厚、骨小梁消失、BMD增高及骨髓腔变窄；④血清钙、磷、ALP及尿羟脯氨酸正常，在排除以骨质硬化为突出表现的其他骨病后诊断可以成立。骨质硬化病情呈进行性发展。晚期病例多伴有贫血、脑钙化、肝脾肿大的症状。骨质硬化的主要危险是病理性骨折和顽固性骨髓炎，最常见的是颌骨骨髓炎，治疗相当困难。

输血可纠正贫血。此外，切除增大的脾脏可治疗脾功能亢进引起的贫血和全血细胞减少，个别患者治疗后骨髓腔也可增大，从而改善贫血症状。如果骨质硬化患儿合并有佝偻病（骨质硬化佝偻病），应适当补充钙剂和维生素D，以防发生严重的低钙血症和骨折。当佝偻病治愈后，应尽早行骨髓移植治疗，缓解

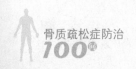
骨质硬化病情。移植无血缘关系的脐血（VCB）也可使病情得到缓解。如果人类白细胞抗原（HLA）配型良好，疗效可提高到70%。脐血干细胞移植可能是治愈本病的另一方法，配型良好者的疗效可达40%以上。骨髓移植无效者用集落刺激因子–1（CSF–1）糖皮质激素治疗，如泼尼松每天2mg/kg，尤其适用于伴有全血细胞减少者，但不宜长期使用。

如果患者的一般状况良好，则不需要药物治疗，但应定期追踪。病情追踪的项目主要包括血常规、肝脾肿大和骨质硬化的进展状态。一般行X线片检查即可，复查的重点是颅骨（特别是颅底）与颈椎，以早期发现因骨质硬化所致的视力障碍、脑神经麻痹及颈椎病。

扩展知识

引起骨密度升高的临床常见疾病见表10。

表10 引起骨密度升高的临床常见疾病

获得性疾病	遗传性疾病
硬化性骨转移瘤（如前列腺癌、乳腺癌）	常染色体显性遗传性骨硬化症
多发性骨髓瘤	Camurati-Engelmann病
骨髓纤维化	碳酸酐酶缺陷症
继发性甲旁亢	致密性成骨不全症
丙型肝炎伴骨质硬化症	条纹状骨病
某些重金属中毒	管状骨狭窄症

获得性疾病	遗传性疾病
医源性疾病	肢骨纹状肥大症
二膦酸盐	颅骨骨干发育不全症
维生素D中毒	厚皮性骨膜病

55 多发性骨髓瘤与骨质疏松症的关系如何？

多发性骨髓瘤（MM）是浆细胞克隆性增生的恶性肿瘤。骨髓有浆细胞克隆性增殖，引起溶骨性破坏，血清出现单克隆免疫球蛋白，正常的多克隆免疫球蛋白合成受抑制，尿内出现本周蛋白，导致贫血和肾损害。骨痛常为早期的主要症状，并随病情发展而加重。疼痛部位多在骶部，其次是胸廓和肢体。活动或扭伤后骤然剧痛者提示骨折，多发生在肋骨、锁骨、下胸椎和上腰椎。多处肋骨或脊柱骨折引起胸廓或脊柱畸形。骨髓瘤细胞浸润骨骼时引起局部肿块，多见于肋骨、锁骨、胸骨及颅骨。胸、肋、锁骨连接处发生串珠样结节者为本病的特征。少数病例仅有单个骨骼损害（孤立性骨髓瘤）。

骨髓瘤骨病是MM的显著临床特点之一。骨髓瘤骨病以破骨细胞高活性而成骨细胞低活性为特征，可引起骨骼进行性破坏和功能障碍。恶性浆细胞在骨髓微环境中可转分化为功能性破骨细胞样细胞，并直接参与溶骨过程。因此，骨髓瘤细胞在功能上类似于成熟破骨细胞，是引起溶骨和继发性骨折的最重

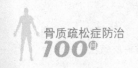

要原因。X线片显示早期为骨质疏松，进一步可发展为圆形、边缘清楚的凿孔样溶骨性损害，甚至病理性骨折。必要时应使用CT或MRI、骨扫描等明确诊断。

扩展知识

多发性骨髓瘤的诊断依据为：①骨髓中浆细胞大于15%，且有形态异常；②血清中有大量的M蛋白（IgG＞35g/L、IgA＞20g/L、IgD＞2g/L、IgE＞2g/L、IgM＞15g/L）或尿中本周蛋白大于1g/24h；③溶骨性病变或广泛的骨质疏松。

抗骨髓瘤化学治疗的效果以M蛋白减少75%以上或尿中本周蛋白排出量减少90%以上为目标。二膦酸盐有抑制破骨细胞的作用，常用帕米膦酸钠每月60～90mg静脉滴注，可减少疼痛，部分患者出现骨质修复。放射性核素内照射有控制骨损害、减轻疼痛的疗效。

56 什么是肿瘤性骨质疏松症？

原发于骨组织的肿瘤、骨转移性肿瘤等都可能引起骨质疏松症，统称为肿瘤性骨质疏松症。肿瘤患者多系中老年人，是原发骨质疏松症的高危人群。肺癌、乳腺癌常合并骨质疏松症。肿瘤的治疗可引起和加剧骨质丢失，导致骨痛，甚至骨折。目前随着恶性肿瘤诊治技术的提高，肿瘤患者生存期显著延长，对生活质量的要求亦越来越高，肿瘤性骨质疏松症开始受到临床医生的重视。

（1）肿瘤导致骨质疏松症的诊断。与肿瘤相关的骨质疏松症患者有明确的肿瘤病史、肿瘤治疗史，且治疗往往直接或间接累及患者的性腺及骨组织。肿瘤性骨质疏松症的起病隐匿，症状易被肿瘤症状所掩盖。实验室检查有肿瘤相关的改变。治疗原发性肿瘤后，骨质疏松症的症状亦得到缓解。与一般的骨质疏松症一样，与肿瘤相关的骨质疏松症也表现为周身骨痛、乏力，为持续性疼痛，常见部位包括胸腰椎和骨盆及四肢。肿瘤治疗引起的骨量丢失与抗癌药物抑制骨形成及增加骨吸收有关，但引起骨量丢失的速度与程度不一致，其中以化疗最明显，其次为芳香化酶抑制剂和GnRH激动剂。根据明确的肿瘤病史、肿瘤治疗史，结合临床表现和有关实验室资料，特别是BMD，肿瘤相关性骨质疏松症的诊断不难。要注意肿瘤性骨质疏松症与骨软化、原发性骨质疏松症等相鉴别。骨软化是由于骨矿化不足所致，最常见的原因是维生素D缺乏，故伴有$1,25-(OH)_2D$水平降低和ALP水平增高。肿瘤一般好发于50～70岁人群，此年龄段的人也易患骨质疏松症。鉴别要点是结合病史，了解患肿瘤前后骨代谢状况及治疗前后变化等。当合并骨折时，应与肿瘤骨转移引起的病理性骨折相鉴别。肿瘤骨转移引起的病理性骨折的临床症状更重，常伴其他远处转移，X线片、CT、MRI、正电子断层扫描（PET）、单光子发射计算机断层扫描（SPECT）等典型的影像学改变及病理学证据均能帮助区别。

（2）肿瘤导致骨质疏松症的治疗。

1）一般治疗。骨质疏松症的最终治疗目的是预防骨折。一

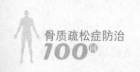

旦确诊，除有高钙血症等明确的禁忌证，其他患者均给予钙及维生素D的基础治疗。

2）激素替代。激素的替代治疗适用于由非激素依赖性肿瘤治疗致性腺功能减退症而引起的各种形式的骨质疏松症。

3）二膦酸盐。二膦酸盐用于原发性骨质疏松症的治疗效果确切。但目前仅有少量的研究证实了二膦酸盐对肿瘤相关性骨质疏松症的效用。在大部分研究中，二膦酸盐被用于治疗乳腺癌或前列腺癌所引发的骨并发症。

4）选择性雌激素受体调节剂。治疗乳腺癌时，对骨质的影响存在相互矛盾的问题。雷洛昔芬被认为对绝经后女性腰椎和股骨颈的效用要优于他莫昔芬。

5）降钙素。与二膦酸盐一样，降钙素的骨营养化效应源自其抗重吸收机制。所推荐的治疗绝经后骨质疏松症的鲑鱼降钙素剂量是注射50～100U/d或鼻腔吸入200U/d。对轻度的骨质疏松症，降钙素可作为二膦酸盐之外的另一选择。然而，它不如二膦酸盐有效，其减少骨折发生的效能尚未被充分论证。

6）RANKL单克隆抗体。应用OPG-Fc融合蛋白注射以拮抗RANKL的破骨细胞生成作用，进一步研究发现，狄诺塞麦（denosumab）可完全拮抗RANKL，可用于绝经后骨质疏松症、前列腺癌雄激素剥夺治疗后骨量丢失、女性芳香化酶抑制剂引起的骨量丢失、前列腺癌或乳腺癌骨转移等的治疗。

扩展知识

肿瘤细胞通过多种途径诱导骨吸收，其中最重要的是其分泌的多种细胞因子，活化破骨细胞，例如PTHrP、TGF-β、IL-1、IL-6、IL-11、TNF-α、TNF-β。除破骨细胞外，肿瘤相关巨噬细胞和肿瘤细胞也有骨溶解作用。此外，破骨细胞刺激因子（PTHrP、IL-11和CTGF等）可改变肿瘤细胞的骨微环境，形成微环境-肿瘤转移的恶性循环。肿瘤治疗导致骨质疏松症最常见的原因是治疗引起性腺功能低下，一种是激素依赖性肿瘤如乳腺癌、前列腺癌、卵巢癌，此时性腺功能低下是治疗目的，不能直接用替代治疗纠正骨质丢失。另外一种是非激素依赖性肿瘤，此时治疗引起性腺功能低下是毒副作用，如淋巴瘤行放化疗后，此种情况需临床替代治疗。外科手术、某些化学药物、放射治疗均能导致性腺功能低下，绝经前乳腺癌患者若术后接受包括环磷酰胺、甲氨蝶呤、氟尿嘧啶或多柔比星等药物的辅助化疗，通常有63%～96%的患者在一年内出现卵巢功能不全。环磷酰胺是造成这些患者性腺功能低下的主要药物，它导致原发性卵巢功能衰竭，而非损害下丘脑和垂体，肾上腺功能亦不受影响。乳腺癌内分泌治疗的药物也可能对骨骼有害，常用的内分泌治疗药物包括选择性雌激素受体调节剂、芳香化酶抑制剂、生长激素释放激素类似物等，它们均通过拮抗雌激素的作用或抑制雌激素的产生而发挥药理作用，长期应用都不同程度地导致骨质丢失。甲氨蝶呤（MTX）被证实对骨代谢有害，尤其是大剂量应用时，可抑制骨形成，增强骨吸收。MTX

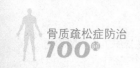
通过抑制细胞还原型叶酸，导致DNA合成障碍，从而抑制成骨细胞增殖。这些作用似乎与性腺功能低下无关，尽管它亦可导致性腺功能低下。许多肿瘤治疗方案中含大量糖皮质激素，长期应用很快导致骨量丢失。主要原因是成骨细胞活性下降，早期还有骨吸收增强。研究显示，骨量丢失最快见于刚开始治疗一年内，腰椎和股骨颈情况相似，长期每天口服泼尼松7.5～15mg，即可致骨量减少。

57 如何诊治低磷酸酯酶症？

（1）低磷酸酯酶症的临床表现。低磷酸酯酶症在临床上以骨矿化不足、血清ALP降低和钙离子浓度升高为特征。发病率约为十万分之一。临床表现的变异度极大，多数患者在婴儿或儿童期即可出现症状，如颅骨未骨化或软化，囟门增大并闭合延迟；有些患者因症状轻微可迟至成人期才被发现。严重者通常在出生后不久便夭折。轻型的儿童病例可仅表现为学步延迟和乳齿早脱。成年人患者多因轻微外伤性骨折首次就诊，骨折部位难以愈合。X线片显示为膜化骨和软骨内矿化不足或缺乏。还有颅骨无矿化、管状骨骨折并畸形、身材矮小和四肢短小畸形等表现。存活的婴幼儿可有不同程度的骨骼受累，主要在骺板和干骺区，其改变与佝偻病相似。成年人患者可表现为骨质软化，有时还可见假性骨折和少量骨膜下新骨形成。

（2）低磷酸酯酶症的诊断。成年人患者如无明显佝偻病后遗症状，而易反复发生应力性骨折，且骨折难以愈合，X线片显示有骨质软化（如骨小梁和骨皮质模糊不清）和骨骼畸形，血清ALP降低，PTH正常而血钙高、血磷低、磷酸乙醇胺（PEA）高即可确诊。血清总的 ALP 活性降低，其降低程度与临床表现一致。但是必须排除引起 ALP 活性降低的其他情况，如妊娠（早期）、药物、甲状腺功能减退症、贫血、过敏性肠病等。尿 PEA 升高支持本病的诊断，但不能作为诊断的主要依据，因为许多代谢性骨病亦可升高，而一些低磷酸酯酶症患者的 PEA 水平可正常。当患者的临床表现与成骨不全、佝偻病、软骨发育不全症相似时，确诊低磷酸酯酶症有赖于 ALPL 基因突变分析。

（3）低磷酸酯酶症的治疗。本病具有部分自限性，有些患者可自愈。病情较重者应采用综合性治疗。

1）一般治疗。因制动或肌无力，患者少活动而使机体抵抗力降低，特别是婴幼儿或严重病例有50%以上易并发肺部感染而死亡。故应补充足够的蛋白质、糖类及微量元素和维生素，以满足生长发育的需要。个别行走不便的患儿应注意被动按摩和关节的屈曲运动，同时加强看护，以免碰撞跌倒造成骨折。

2）特殊药物治疗。曾有学者采用静脉滴注几种具活性的碱性磷酸酶进行治疗，虽有生化学上的改善（如血钙、血磷、ALP基本正常），但随着酶在体内降解，活性消退，半年观察未见有放射学的改变。降钙素和氯噻嗪可纠正高钙血症，抑制骨钙释放和细胞外液钙转移。氯噻嗪能减轻高钙尿和骨的低矿化，从而降低高血钙。非甾体类抗炎镇痛药有助于缓解患者的

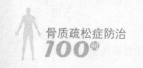
疼痛（抑制前列腺素E的合成和释放）。成年人患者发生应激性骨折时，特立帕肽可改善预后，但似乎效果不佳。酶替代治疗和骨髓细胞移植为重症患者提供了ALP活性正常的成骨细胞，已用于本病的治疗。二膦酸盐治疗有一定的效果，但长期使用可引起非典型骨折。

3）酶替代治疗。ENB-0040是一种重组的融合蛋白，分子末端为具有骨骼靶向作用的十肽天冬酰胺。据报道，该种酶制剂能显著改善病情。

扩展知识

低磷酸酯酶症是一种罕见的代谢性骨病。世界范围内均有发病，所有种族均可受累，通常为常染色体隐性遗传，少数患者有父母近亲婚配史。低磷酸酯酶症主要与组织非特异性碱性磷酸酶（TNAP）基因突变有关，虽然TNAP分布于全身所有的组织中，但TNAP基因突变只引起骨和牙组织病变。ALP广泛存在于肝、骨骼、肾、小肠及胎盘等组织中，不同组织中的ALP功能不同，且同一组织的ALP同工酶在不同细胞和亚细胞结构中也有不同的作用。由于除骨以外的其他组织也能合成和释放ALP，所以除骨组织本身的疾病外，其他如肝、肠、肾脏的疾病和某些药物均可引起ALP活性增高或降低（如低磷血症、甲状旁腺功能减退症、家族性磷酸酶过少症等）。同时，除疾病以外，ALP还受年龄和性别的影响。儿童血清中有大量的骨源性ALP，而极少或甚至没有肝和肠ALP。50岁以下的成年人血清内均有肝、骨和肠来源的ALP。50岁以上者的血清骨源性ALP活性升高。在基质囊泡内可发现活性很高的骨源性ALP，基质小泡是骨矿化中心，ALP与骨矿化有密切关系。

58 骨关节炎与骨质疏松症的关系如何？

骨关节炎是由于老年或其他原因引起关节软骨非炎症性退行性变及关节边缘骨赘形成的全关节病变。临床上以关节软骨磨损消失、骨质增生、关节畸形、活动时疼痛加重、关节摩擦音、局部压痛及关节轻度肿胀为特征。

骨关节炎可引起骨质疏松症。一般认为，炎症和长期使用糖皮质激素是引起骨量丢失与骨折的主要因素，其中炎症因子通过不同途径，促进RANKL介导的骨吸收。炎症本身也促进破骨细胞生成与骨吸收功能。如果患者长期应用糖皮质激素控制症状，骨量丢失的程度会更严重。

扩展知识

骨质疏松症与骨关节炎都是中老年人常见的疾病，两者虽病因不全相同，病理改变也有差异，但都与遗传和环境等因素密切相关。骨关节炎和骨质疏松症的临床表现相似，均以疼痛为主要表现，并经常相伴、重叠发生，易造成诊断的混淆和遗漏。研究发现，骨质疏松症对骨关节炎症状的进展有着举足轻重的影响。骨质疏松症与骨关节炎的关系是很密切的，有学者称两者是"一对孪生病"。需要强调的是，骨质疏松症和骨关节炎毕竟是两种不同的疾病，其病因、病理、影像学的改变以及治疗原则虽有某些相似之处，但有更多的不同。为了更确切地

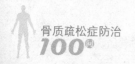
对骨质疏松症和骨关节炎进行诊断，我们需要对这两种疾病认真地鉴别诊断，以利于有的放矢地进行治疗。

59 糖尿病会引起骨质疏松症吗？

　　糖尿病和骨质疏松症都是临床上的常见病，而且两者的关系比较复杂。1型糖尿病与骨质疏松症的关系比较明确，即1型糖尿病可以引起骨质疏松症。而对于临床上更多见的2型糖尿病，其与骨质疏松症的关系还没有十分明确。多数研究显示，2型糖尿病患者的骨密度往往正常或增高，但是这类患者更容易出现骨折，说明2型糖尿病患者即使骨密度不降低，其骨质量（骨强度的一个指标）也不如正常人。

骨质疏松症的基础治疗

60 人体内的钙是怎样分布的？

成年人体内含钙总量约1300g，99%以羟基磷灰石的形式储存于骨组织和牙齿中，仅1%左右在细胞外液和各种软组织中，因此骨骼是一个巨大的钙储存库。健康成年人每日有500mg的钙从血液中沉积于骨骼，同时有500mg的钙由骨骼回到血液中，骨呈钙代谢平衡状态。40岁以后骨钙又逐渐丢失，故部分老年人会发生骨质疏松，并且多数老年人有低骨量。

61 人体内的钙代谢是如何调节的？

（1）肠钙吸收的调节。

1）维生素D的调节。低维生素D与低钙饮食时，维生素D介导的钙吸收，从2000mg/d降至300mg/d，严重维生素D缺乏或肾衰时，钙吸收量降低75%或更多。

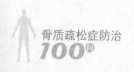
2）PTH与降钙素。PTH对促进肠吸收有直接作用，现发现肠黏膜细胞上存在PTH受体，可直接促进肠Ca^{2+}吸收。血浆Ca^{2+}浓度下降时，甲状旁腺立即分泌PTH。PTH作用于骨，促进骨吸收，从而使Ca^{2+}由骨释放入血。在血浆Ca^{2+}浓度上升后，甲状腺的滤泡旁细胞（C细胞）释放降钙素，可使血浆Ca^{2+}浓度降低。

3）食物因素。主要包括以下两点：①食物的钙含量。含钙的食物进入人体后，由肠黏膜细胞吸收，未被吸收的钙经粪便排出。肠钙吸收过程较复杂，受钙、磷、镁摄入量和多种激素的影响。②食物成分因素。谷类食物中的非溶性纤维（如植酸盐）可降低钙、镁、锌和锰等的肠吸收率，而食物中的可溶性纤维（如果胶、树胶、非吸收性淀粉、乳果糖、寡果糖、菊粉等）可增加肠内容物的黏度，有利于发酵作用和产生挥发性脂肪酸（回肠），故一般有增加矿物质吸收作用。草酸盐和磷酸盐摄入过量常减少肠钙的吸收。饮食中蛋白质减少将导致继发性甲状旁腺功能亢进症和钙吸收量下降。

（2）肾钙重吸收与排泄的调节。游离钙和与无机化合物结合钙从肾小球滤过。肾小球每日滤过的绝大部分（97%）钙被肾小管重吸收。如肾小管重吸收钙下降1%，则每日自尿中排出的钙增加100mg。

（3）骨矿物质代谢的调节。骨钙代谢包括骨形成和骨吸收两个过程，形成离子交换，使钙的释放和吸收相等，保持骨钙的动态平衡。一般认为骨代谢首先通过破骨细胞进行吸收，之后通过成骨细胞成骨。

1）骨形成调节。生骨细胞亦称为骨祖细胞或前成骨细胞，在骨形成上具有重要作用。它首先合成骨胶原、糖蛋白和磷脂等有机质，除作为完整的环境因子外，同时促进骨钙化。许多激素影响骨的形成，如雌激素和雄激素均有促进软骨内成骨成熟的作用。PTH、维生素D及其代谢产物也参与骨形成和调节骨生长及骨重建的正常过程。任何破骨过程所释放出的钙盐，将会就地再沉积，完成新骨形成。

2）骨吸收调节。骨吸收也具有物理化学方式和生物化学方式两种。生物化学方式骨吸收主要是通过破骨细胞的作用。破骨细胞来自前破骨细胞和单核细胞。当骨内血流减弱、骨内压升高，在酸性环境中生骨细胞活性降低，破骨细胞活性增高。骨吸收受很多因素影响，首先是PTH，研究认为PTH对骨的作用分为两个时期：第一时期，PTH作用后15～30分钟，钙从骨释放，此时不受维生素D和巴龙霉素的抑制；第二时期，PTH作用数小时后引起迟发型钙释放，可被放线菌素D和巴龙霉素抑制。

3）骨基质矿化的调节。骨是一种有生命和持续代谢的生物材料，它和其他所有物质材料一样具有内在强度、结构大小、空间几何排列方式与形状、结构元素的负载特征等基本属性。骨基质矿化是一种独特的生化现象，绝不能理解为磷酸钙结晶的简单沉积现象。

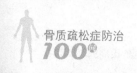

62 不同人群的钙摄入量分别是多少？

中国营养学会提出，成年人每日钙的适宜摄入量为800mg。青少年正值生长高峰期，对钙的需要量增加，因此每日钙的适宜摄入量为1000mg。由于对钙的吸收利用能力下降，钙的摄入量也应适当提高，因此老年人每日钙的适宜摄入量为1000mg。

63 富含钙的食物和钙的生物可用性因素有哪些？

含钙丰富的食物有乳类及其制品、贝壳类、绿叶蔬菜、大豆和豆制品等，其中乳类及其制品的含量最多且易被吸收。必须注意的是，某些植物含有草酸，可与钙结合成不溶性钙盐，影响钙的吸收。因此，选择食物应考虑配食中的草酸含量。从补充钙元素的角度看，宜摄取含钙丰富而草酸盐较少的食物。考虑肠钙吸收时，除注意摄入钙的多少外，还要注意钙的生物可用性。影响钙的生物可用性因素很多，主要包括生理性因素和食物性因素两个方面。例如，在牛奶中加入一定量的乳糖和酪磷蛋白肽可提高生物可用性，乳果糖加寡聚糖可防止植酸盐导致的钙生物可用性下降。

64 不同钙剂的吸收率是否相同？

根据经典的钙吸收试验结果显示，各种钙剂的吸收率与全脂奶相似，都在30%左右。其中碳酸钙、乳酸钙、醋酸钙、柠檬酸钙、葡萄糖酸钙、牛奶钙的吸收率分别为39%、32%、

32%、30%、27%、31%。

扩展知识

补钙时间是补钙需要注意的一个问题，最佳时间应在饭后1～1.5小时口服钙剂。因为胃酸分泌最充分的时候是饭后，在一个比较酸性的环境里，人体对钙的吸收会更好。

65 钙剂应用的注意事项有哪些？

首先，人体利用和吸收钙是有一定规律的。各种钙剂进入人体后必须先溶解，后转变为离子钙，而酸性环境可以更好地使钙剂溶解。

其次，同时服用维生素、氨基酸等物质可以促进钙吸收。

最后，人体处理钙剂存在一定的阈值，通俗地说，超过人体的处理能力，补充再多的钙剂也不会被我们吸收和利用。

因此，我们在补充钙剂时必须遵循长期、多次、小剂量补充的原则。

66 如何处理高钙血症？

高钙血症是多种疾病的并发症，治疗上主要针对原发病进行处理。血钙低于3.0mmol/L时可暂不予处理，当血钙为3.5～4.0mmol/L或达高钙危象时，则需紧急处理降低血钙，维持机体内环境的稳定，减少并发症。

（1）补给等渗盐水4000～6000mL/d或以上，可纠正脱水及增加尿钠、钙排泄。血容量极度减缩伴低血压、休克，可酌情

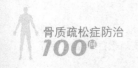

使用血管收缩剂。部分高血钙合并低钾血症患者需同时补充钾盐。

（2）积极输注生理盐水的同时使用髓襻利尿剂，以加强钙的排泄。可给予呋塞米40～80mg静脉注射。同时注意补充电解质。

（3）静脉滴注强作用的二膦酸盐制剂，常用唑来膦酸、帕米膦酸钠或伊班膦酸钠，可降低血钙。

（4）如果二膦酸盐的治疗效果不佳，可加用或改用降钙素。

（5）如果经体液补充、利尿和二膦酸盐治疗后，血钙仍明显升高，可使用糖皮质激素治疗，如泼尼松或泼尼松龙40mg/d。需要注意的是，如果长期使用糖皮质激素，反而会引起高钙血症。

（6）经过以上治疗无效的重症急性高血钙，尤其是并发严重肾功能不全或肝功能障碍者，用无钙或低钙透析液行腹膜透析或血液透析有效。

67 低钙血症常见的病因有哪些？

临床上将低钙血症分为慢性低钙血症和急性低钙血症两类，常见的病因有：

（1）慢性低钙血症。

1）PTH缺乏或抵抗。从PTH合成释放，到PTH与靶器官受体结合及最后发生生物效应的过程中，任何一个环节障碍都可引起甲状旁腺功能减退症（简称甲旁减）和低钙血症。甲旁减的病因大致分为PTH生成减少、PTH分泌受抑制和PTH作用障碍三类。

2）维生素D缺乏。维生素D缺乏的孕妇容易发生骨质疏松症、产科并发症、新生儿低钙血症、肺部感染与佝偻病。

3）离子通道和离子转运蛋白基因突变。许多离子通道和离子转运蛋白（如TRPC6和TRPM6）基因突变可引起肾脏疾病，TRPC6活化性突变引起进行性肾衰竭，而TRPM6失活性突变导致低镁血症和继发性低钙血症。低镁血症和肿瘤溶解综合征可引起严重低钙血症。

4）药物所致的低钙血症。能引起低钙血症的药物很多，如二膦酸盐、利尿剂、降钙素、酮康唑、抗肿瘤制剂、抗惊厥药物、抗癫痫药物等。在使用二膦酸盐治疗肿瘤骨转移或骨质疏松症的患者中，常并发低钙血症（二膦酸盐所致的低钙血症）。

（2）急性低钙血症。

1）急危重症伴低钙血症。在急危重症患者中，并发的低钙血症或血清离子钙剧烈波动可诱发或加重危重症多神经肌肉病变。

2）甲状旁腺术后低钙血症。

3）甲状腺术后低钙血症。其病因是手术创伤或血管损伤所致的继发性甲旁减。

4）急性胰腺炎伴低钙血症。低钙血症的程度与急性胰腺炎全身性内毒素反应相关，病情越重，血钙越低，因而低钙血症是急危重症预后判断的良好指标。

5）慢性肾病患者常伴有血钙异常。

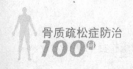

68 补钙会导致血管等身体部位的钙化吗？

一些老年人担心补钙治疗会引起身体某些部位的钙化，或导致原有钙化的增多。下面我们以血管钙化为例来简单介绍补钙与血管钙化之间的关系。

人体摄入钙剂后有可能出现两种情况：一是钙沉积到预期部位（骨骼、牙齿）；二是沉积到错误的部位（关节软骨、血管壁、心脏等），引起这些部位的钙化（如血管钙化）。通俗地说，血管钙化（又称为营养障碍性钙化）就是血管壁上出现钙盐沉积，其危害是造成血管动脉硬化、管腔狭窄等。

老年人常常会同时合并骨质疏松症、动脉硬化、骨关节病等，如何来解决这些矛盾呢？一是要合理补钙，避免过量使用钙剂；二是合理控制引起或加重血管硬化的其他因素（如血脂、血糖控制等）；三是定期检查血管钙化情况、监测病情进展。

69 补钙过多会引起肾结石吗？

如果平时喝水较少，加上服用钙片，会使尿液中的钙离子浓度增高达到超饱和，就容易形成肾结石。当过量的钙剂和含草酸盐、磷酸盐较多的食物一起进入人体时，会导致尿中碱性磷酸盐等增多，增加了出现肾结石的风险。

肾结石形成为多因素所致，其中膳食中草酸含量过高是重要的原因之一。钙和维生素 D 过高或过低都与肾结石形成有关。一方面钙和维生素D摄入过多形成高尿钙，尿液当中的钙沉积于肾脏中形成肾结石；另一方面钙和维生素D不足造成血钙降低，迫使肾脏对血液中钙的重吸收增加，同时对磷的排泄增加，尿液中过高的磷同样是肾结石形成的重要原因。

70 为什么经常晒太阳也会缺乏维生素D?

维生素D（又称为钙化醇），主要包括维生素D_2（麦角钙化醇）和维生素D_3（胆钙化醇）两种结构形式的甾体衍生分子。植物类食物如蘑菇含有维生素D_2，动物类食物如鱼肝油、肝、蛋黄和乳类含有维生素D_3，其中鱼肝油的维生素D_3含量最丰富。人体皮肤含有维生素D前体，在阳光或紫外线照射下，生成维生素D，是人体维生素D的主要来源。食物中的维生素D与脂肪一起吸收，吸收部位主要在空肠和回肠。因维生素D与油脂并存，故胆汁的存在是达到吸收最佳状态所必需的。

既然皮肤通过光照合成维生素D是人体维生素D的主要来源，为什么有的人经常晒太阳也会缺乏维生素D呢？内源性和外源性的维生素D经吸收入血液后，首先在肝脏线粒体内的25-羟化酶作用下转为25-羟基维生素D，其生物活性为维生素D的2～5倍，它与血液中一种特异的α球蛋白相结合后转运至肾脏，在肾脏经α-羟化酶作用而形成身体生物活性最强的$1,25-(OH)_2D$，又称活性维生素D或钙三醇。所以除了光照外，还有很多因素影响维生素D的生成和吸收。有严重肝脏疾病如门脉性或胆汁性肝硬化等时，25-羟基维生素D生成减少，血液中25-羟基维

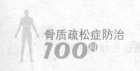
生素D的水平会明显降低。苯巴比妥、苯妥英钠等癫痫患者服用的抗癫痫药物,可以加速维生素D和25-羟基维生素D在肝内的代谢,可使25-羟基维生素D水平降低。胃切除、小肠切除、腹泻、慢性腹泻、慢性胰腺功能不全的患者都容易有维生素D和肠钙的吸收不良。肾功能不全患者的1,25-双羟基维生素D的生成也会减少。所以,这些人群即使经常晒太阳仍会有维生素D的缺乏。

71 为什么老年人容易缺乏维生素D?

老年人是维生素D缺乏或不足的高发人群。导致老年人维生素D缺乏或不足的常见原因有以下几点:

(1)老年人由于户外活动减少,导致阳光接触机会减少,而且暴露于阳光下的皮肤合成维生素D前体的能力也下降(只有年轻人的25%)。

(2)老年人由于体脂增加、肥胖等原因,增加了25-(OH)D分布容量,使其生物可用性降低。

(3)老年人的消化和吸收功能下降,导致食物来源的维生素D摄入量不足。

(4)肾功能下降时,1α-羟化酶活性不足,1,25-(OH)$_2$D合成减少。

(5)IGF-1、降钙素、雌激素下降使1α-羟化酶活性减弱。

(6)1,25-(OH)$_2$D的分解随年龄而增加。

72 维生素D的推荐补充剂量是多少？

推荐成年人每日的维生素D补充剂量为5μg；对于老年人，由于光照减少、摄入和吸收障碍，所以推荐每日的维生素D补充剂量为10～20μg。

临床上，在治疗骨质疏松症时可以用到20～30μg（800～1200IU）。建议有条件的时候应该监测血钙和25-(OH)D的水平，以调整用量。

73 维生素D中毒有哪些表现？

维生素D的治疗量与最小中毒量之间相差较大，且个体之间亦有较大差异，故只有当使用剂量过大、疗程过长时才有可能发生中毒。维生素D中毒主要表现为高钙血症和高钙尿症。

维生素D中毒多见于婴幼儿，中毒最常见的症状是食欲减退、体重减轻、烦躁不安、哭闹、恶心呕吐、非感染性低热（37.5～38.5℃）及生长迟缓；部分患儿有口渴多尿、轻度贫血等现象。成年人患者有精神委靡、腹痛、呕吐等症状。另外，维生素D中毒还有发生异位钙化和纤维性骨化的可能。异位钙化可以发生于多种脏器，如主动脉、心脏、软组织，较为严重的患者会因肾脏钙化而导致肾衰竭。

扩展知识

高尿钙是维生素D早期中毒的重要指征。因此，对长期服用维生素D类药物的患者，应经常监测尿钙排出量，其每日正

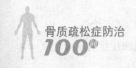

常值为200～300mg（女性每日应低于200mg，男性每日应低于300mg）。要预防维生素D中毒，必须控制饮食中钙的摄入量（每日700～800mg），这样可以有效防止钙在内脏沉积。

四

——— 骨质疏松症的药物治疗 ———

74 **哪些患者需要抗骨质疏松症药物治疗？**

具备下列情况之一者，应该考虑抗骨质疏松症药物治疗：

（1）确诊为骨质疏松症（T值≤-2.5）者，无论是否有过骨折。

（2）FRAX工具计算出髋部骨折概率≥3%或任何重要部位的骨质疏松性骨折发生概率≥20%者。

（3）低骨量（-2.5＜T值≤-1.0），并存在一项以上骨质疏松症危险因素者，无论是否有过骨折。

（4）OSTA筛查为高风险者。

75 **二膦酸盐类药物的适应证及禁忌证分别有哪些？**

二膦酸盐类药物是临床上最常用的抗骨质疏松症药物，种类较多，其适应证主要包括原发性骨质疏松症和继发性骨质疏

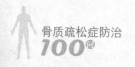

松症。

每种二膦酸盐类药物的禁忌证不尽相同，以临床上较为常用的阿仑膦酸钠为例，其禁忌证主要包括：孕妇及哺乳期妇女；不能站立或坐直至少30分钟者；严重肾功能不全者；低钙血症；对本药任何成分过敏者；导致食管排空延迟的食管异常者。

76 二膦酸盐类药物的副作用有哪些？

虽然二膦酸盐类药物的安全性较好，但是临床使用时可能有以下几点副作用：

（1）口服二膦酸盐类药物者可能出现上胃部不适、恶心、呕吐等胃肠道症状。

（2）静脉输注含氮元素的二膦酸盐类药物可能会出现过敏反应、发热、乏力、流感样症状等，一般持续不超过3天。

（3）使用二膦酸盐类药物后，部分患者可出现低钙血症。

（4）二膦酸盐易在颌骨沉积，少数的骨质疏松患者在使用二膦酸盐类药物后会发生下颌骨坏死。

77 降钙素类药物治疗骨质疏松症的适应证及禁忌证是什么？

目前国内临床上使用的降钙素类药物包括鲑鱼降钙素和鳗鱼降钙素，其治疗骨质疏松症的适应证包括：骨质疏松症伴有骨痛患者；绝经后骨质疏松症患者；高钙血症患者；溶骨性癌转移引起的骨痛患者；畸形性骨炎患者。降钙素类药物治疗骨质疏松症的禁忌证主要包括：对本药任何成分过敏者；孕妇；哺乳期妇女；肝功能异常者。

78 雌激素类药物的适应证及禁忌证是什么？

雌激素类药物的适应证为60岁以下的围绝经期和绝经后女性，特别适合绝经后有潮热及阴道萎缩症状的女性。

雌激素类药物的禁忌证包括绝对禁忌证和相对禁忌证。绝对禁忌证有：乳腺癌及子宫内膜癌；妊娠；不明原因的阴道出血；急、慢性严重肝功能损害。相对禁忌证有：子宫肌瘤；子宫内膜异位症；乳腺癌家族史。

79 甲状旁腺激素治疗骨质疏松症的适应证及禁忌证是什么？

甲状旁腺激素治疗骨质疏松症的适应证包括：已有椎体压缩性骨折史的骨折高危人群；达到骨质疏松症诊断标准（T值≤-2.5），伴有其他部位骨折者；T值<-3，伴或不伴有其他部位骨折者；原有的抗骨质疏松症治疗效果不好，又新发骨折、骨量持续减少者。甲状旁腺激素治疗骨质疏松症无特别的禁忌证，但不能用于Paget病、放射治疗中的肿瘤疾病、骨肿瘤转移、特发性高钙血症、骨恶性肿瘤患者。

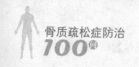
80 选择性雌激素受体调节剂的作用是什么？

选择性雌激素受体调节剂（SERM）是指一类结构多样的化合物，可与雌激素受体（ER）结合，在不同的靶组织依据细胞种类和激素环境的不同，子宫和乳腺组织呈现拮抗雌激素作用，抑制乳腺上皮和子宫内膜增生；在骨质代谢方面呈现兴奋作用，具有拟雌激素作用，能抑制破骨细胞的骨吸收活性，降低骨转换率，减少骨质丢失，与钙制剂合用，还能预防骨质丢失，保持骨密度。

81 如何正确认识激素替代治疗？

激素替代治疗（HRT）应用于临床已经有半个多世纪了。从20世纪60～70年代的风靡全球，到21世纪初的谈激素色变，HRT经历了几次大起大落，国际上也有很多相关的研究报道。

激素替代治疗是指通过补充激素来治疗激素分泌减退或者缺乏所引起疾病的治疗方法。广义上的激素替代疗法涵盖所有的激素。狭义上的激素替代疗法多是针对女性激素，特别是指雌激素替代疗法。它是一种治疗方法，能有效地纠正与雌激素分泌不足有关的健康问题。骨质疏松症是严重威胁绝经后女性健康的代谢性骨病，有25%～40%的绝经女性存在自发性骨折，其原因与绝经后雌激素缺乏引起的骨质疏松症和非外伤性骨折有关。由于雌激素水平下降而导致代谢加速，使骨吸收大于骨形成，骨密度降低，并随着绝经后年龄增长，骨质丢失越多，即发生骨质疏松症，除出现腰背疼痛，脊椎骨压缩引起身材变矮、驼背及行走困难外，还会发生自发性骨折，大大影响生活质量。如能在较早期或长期应用雌激素替代治疗，补充体内缺乏的雌激素，就可有效地预防骨质丢失，减少骨质疏松症和自发性骨折的发生。

82 如何进行抗骨质疏松症药物的联合治疗？

广义地说，抗骨质疏松症药物的联合治疗包括药物干预和非药物干预（比如运动、康复训练、针灸、理疗等）的联合，这是我们应该提倡的骨质疏松症综合治疗手段。

狭义地说，抗骨质疏松症药物的联合治疗是指不同抗骨质疏松症药物之间的联合使用，即一般意义上的联合治疗。

按照药物的作用原理不同，抗骨质疏松症药物可分以下几大类：抑制骨吸收的药物（包括二膦酸盐、降钙素、雌激素、选择性雌激素受体调节剂）；促进骨形成药（包括氟制剂和甲状旁腺激素）；促进骨矿化的药物（包括钙剂和维生素D）；具有抑制骨吸收和促进骨形成双重作用的药物（如雷诺酸锶）；其他药物等。

抗骨质疏松症药物之间的联合应用比较复杂，要考虑到药物间的相互影响，目前联合应用方案有两种形式，即同时联合方案和序贯联合方案。同时联合方案是以钙剂及维生素D作为骨质疏松症的基础治疗药物，可以与骨吸收抑制剂或骨形成促

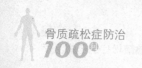
进剂联合使用，不建议同时应用相同作用机制的药物来治疗骨质疏松症。序贯联合方案是指序贯应用不同作用机制的抗骨质疏松症药物，目前，临床可行的序贯联合方案是骨形成促进剂和骨吸收抑制剂交替使用。

83 什么是抗骨质疏松症药物的序贯治疗？

研究表明，一个完整的骨重建周期包括了静止期、活化期、骨吸收期、骨形成期和骨矿化期。基于此，Frost 在 20 世纪 70 年代提出了激活（active，A）、抑制（depression，D）、停药（free，F）、重复（repeat，R）的 ADFR 序贯治疗方案。

在目前的临床实践中，临床医生常用的序贯治疗方案包括：

（1）对绝经早期的骨质疏松症患者先使用 HRT，随后应用 SERM、二膦酸盐或降钙素等。

（2）在骨折患者的围术期，先使用降钙素（发挥其镇痛优势），之后转为其他抗骨吸收药物。

（3）PTH 治疗后使用骨吸收抑制剂，以防止骨密度下降及其抗骨折疗效的消失。

84 骨质疏松症药物治疗后，骨密度下降或没有变化的可能原因有哪些？

有一些骨质疏松症患者经过生活方式干预（高钙饮食、运动、晒太阳等）及规范的抗骨质疏松症治疗后骨密度并未改善，甚至在治疗的过程中出现脆性骨折。

造成骨质疏松症治疗无效或治疗失败的原因比较复杂，要经过专科医生的综合评估。一般来说，常见的原因可能有：患者治疗不规范；患者的依从性差、未按时服药；胃肠道消化吸收功能差；存在影响骨代谢的因素（烟酒、药物等）；原发疾病（比如慢性肝病、慢性肾病、糖尿病）未控制；破骨细胞活性的过度抑制。

85 如何评估骨质疏松症治疗的效果？

临床上可以从以下几个方面来评估骨质疏松症治疗的效果：首先，对于具有疼痛的患者，疼痛症状的减轻可以用于疗效的判断；其次，骨密度的提高可以用于治疗效果的评估，这个指标也是患者最为关心的；最后，在有效的抗骨质疏松症治疗后的6个月内，骨代谢的指标会有好转，因此，观察骨代谢指标的变化也有助于评估治疗的效果。

86 骨质疏松症治疗药物需要使用多久？

一般地说，对于骨健康补充剂（钙剂和维生素D），如果没有毒副反应就应该坚持长期服用。需要注意的是，PTH治疗一般不超过2年。

对于降钙素、二膦酸盐这两类药物则比较复杂，简述如下：

（1）降钙素。降钙素的最大特点就是有很好的镇痛效果。但是考虑到其耐药性，临床上使用该类药物的主要目的是镇痛（包括脆性骨折围术期的止痛），因此不宜长期使用（一般不超

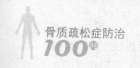
过2～3个月）。如果确实需要使用，可以间隔一段时间后再应用。需要指出的是，也有不少研究证明了长期使用降钙素类药物具有提高骨密度、降低骨折风险的效果。

（2）二膦酸盐。对于临床上应用最广泛的二膦酸盐，国外很多专家均主张应给予"药物假期（drug holiday）"。根据现有的循证医学证据，一般认为使用阿仑膦酸盐（alendronate）和利塞膦酸盐（risedronate）治疗5年、唑来膦酸盐（zoledronate）治疗3年后应该对患者做一个评估，如果该患者是高风险，则继续二膦酸盐药物治疗或者选择其他抗骨质疏松症药物治疗（例如PTH、SERM等）；反之，如果该患者是非高危人群，可以考虑停止使用二膦酸盐药物，即药物假期。

对于实施药物假期的患者，应该每年随访其有无骨折并监测骨密度（BMD）、骨转换指标（BTM）。如果BMD明显下降或者T值≤-2.5或者出现脆性骨折，则应该重新开始二膦酸盐药物治疗。

87 骨质疏松症的治疗目标是什么？

骨质疏松症是一种退化性疾病，随着年龄增长，患病风险也增加，已成为老年人常见的慢性病之一。骨质疏松症的治疗目标是缓解疼痛症状，延缓骨质疏松进一步发展，防止脆性骨折的发生。

88 儿童可以服用中药补钙吗？

儿童缺钙可以服用肾骨胶囊或龙牡壮骨颗粒，也可以根据病因和症状的不同选择服用中药汤剂，但需要明确诊断，并按医嘱服用，不可随意加大用药量和延长用药时间。

89 中医药如何辨证施治原发性骨质疏松症？

中医将原发性骨质疏松症称为"骨痿"，依据中医基础理论，原发性骨质疏松症可分为以下几个证型施治。

(1) 肾阳亏虚证。

1) 临床表现：腰膝酸软而痛，畏寒肢冷，以下肢尤甚，面色㿠白或黧黑，小便清长，夜尿多，大便久泻不止，完谷不化，五更泄泻，舌淡苔白，脉弱。

2) 治疗法则：温补肾阳。

3) 治疗方药：右归丸加减。

4) 方药组成：熟地黄、山药、山茱萸、枸杞子、菟丝子、鹿角胶、杜仲、肉桂、当归、制附子等。

5) 方解：方中附子、肉桂温壮元阳，鹿角胶温肾阳、益精血，共为君药。熟地黄、山茱萸、枸杞子、山药滋阴益肾，填精补髓，并能养肝补脾，共为臣药。正如张景岳所云："善补阳者，必于阴中求阳，则阳得阴助而生化无穷。"方中再佐以菟丝子、杜仲补肝肾，强腰膝；当归养血补肝，与补肾之品相合共补精血。诸药合用，温壮肾阳，滋补精血。

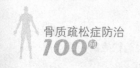
6）随症加减：腰痛明显者，可加独活、补骨脂、狗脊、桑寄生等；四肢屈伸不利者，可加牛膝、木瓜、桑枝、桂枝等；纳差便溏者，加党参、砂仁、肉豆蔻、白术等；下肢水肿者，加防己、薏苡仁、茯苓等。

（2）肝肾阴虚证。

1）临床表现：腰背酸痛，腰膝酸软，头晕目眩，健忘耳鸣，失眠多梦，咽干口燥，胁痛，五心烦热，颧红盗汗，男子遗精，女子月经量少或闭经，舌红少苔，脉细数。

2）治疗法则：滋补肝肾。

3）治疗方药：一贯煎加减。

4）方药组成：北沙参、麦冬、当归、生地黄、枸杞子、川楝子、山茱萸、牛膝等。

5）方解：方中以生地黄为君药，滋养肝肾阴血，涵养肝木。臣以枸杞子、山茱萸、牛膝补养肝肾；当归补血养肝，且补中有行；沙参、麦冬滋养肺胃之阴，养肺阴以清金制木，养胃阴以培土荣木；佐以川楝子以行气疏肝，理气止痛，顺其条达之性。综观全方，在滋阴药中少佐疏肝理气之品，使行气而无伤阴之弊，滋阴亦无滞气之害，因而肝肾得补，肝气得舒，诸症得愈。

6）随症加减：头晕明显者，可加天麻、川芎、钩藤等；失眠多梦者，可加酸枣仁、夜交藤、茯神等；盗汗自汗者，加龙骨、牡蛎、五味子等；肌肉拘挛者，重加白芍。

（3）脾肾阳虚证。

1）临床表现：腰膝酸软，下利清谷或久泻滑脱或五更泄泻，小腹冷痛，小便不利，面目肢体水肿，甚则腹胀如鼓，形寒肢冷，面色苍白，舌淡胖，苔白滑，脉沉细。

2）治疗法则：温补脾肾，助阳祛寒。

3）治疗方药：真武汤加减。

4）方药组成：茯苓、白芍、白术、生姜、制附子等。

5）方解：方中附子大辛大热，温肾助阳以化气行之，暖脾抑阴以温运水湿，是为君药。茯苓、白术补气健脾，利水渗湿，合附子可温脾阳而助脾运，同为臣药。佐以生姜辛温，配附子温阳散寒，茯苓、白术辛散水气。白芍为佐，起缓急止痛、敛阴舒筋、通利小便以及兼制附子燥热伤阴之弊。全方合用，共奏温补脾肾、助阳祛寒之效。

6）随症加减：腰背冷痛者，加桑寄生、杜仲、淫羊藿等；关节僵硬、屈伸不利者，加僵蚕、蕲蛇、全蝎、木瓜等；四肢冷痛明显者，加细辛、桂枝、防风等。

（4）气滞血瘀证。

1）临床表现：腰背酸痛，痛有定处，活动不利，或四肢关节变形，胁肋胀闷窜痛，偶有刺痛，或有痞块，时散时聚，舌紫或有斑点，脉弦涩。

2）治疗法则：活血化瘀，行气通络。

3）治疗方药：身痛逐瘀汤加减。

4）方药组成：秦艽、川芎、桃仁、红花、甘草、羌活、没

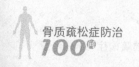
药、当归、五灵脂、香附、牛膝、地龙等。

5）方解：方中以秦艽、羌活为君药，起祛风除湿、舒筋通络之作用。桃仁破血行滞，红花活血祛瘀，当归补血活血，没药、五灵脂祛瘀止痛，五味药合用，共起活血祛瘀止痛之功。佐以牛膝、地龙以活血通络，舒利关节；川芎、香附活血行气，加强祛瘀之力。再使以甘草调和诸药。全方合用，起活血化瘀、行气通络之功效。

6）随症加减：疼痛明显者，可加延胡索、狗脊等；屈伸不利者，加木瓜、伸筋草、薏苡仁等；心悸头晕者，加茯苓、泽泻等；胁肋胀闷明显者，加川楝子、青皮等；胁下痞块明显者，加三棱、莪术、郁金、水蛭等加强软坚消癥功能。

需要提醒的是，女性绝经后骨质疏松症常常以肝肾阴虚证为主，而老年性骨质疏松症常常以肾阳亏虚证为主。

以上中医药的治疗要因人而异，疗程一般为6～12个月，服药1年以上者需监测肝肾功能。

90 针灸防治骨质疏松症的原则和方法是什么？

（1）治疗原则。临床治疗均以补肾壮骨为主，同时调补肝脾。

（2）治疗方法。在补肾健脾、养骨增髓、祛瘀生新等治疗原则的指导下，临床多以足少阴肾经、足太阳膀胱经（背俞穴）、足太阴脾经、足阳明胃经及任、督二脉穴位为主，配合对症治疗。使用频率最高的是足三里，肾俞次之，脾俞又次之，其他则为关元、太溪、三阴交、大椎、命门、悬钟、神阙、百会、气海、夹脊穴、腰阳关、大杼、肝俞、膈俞、气海俞、腰阳关等，另外涌泉、血海、太白、胃俞、委中、阳陵泉、三焦俞、至阳等也有涉及。伴随骨痛症状者酌加阿是穴。耳穴取子宫、肾、内分泌、卵巢、脾等。

（3）操作方法。

1）针刺。取穴：足三里、肾俞、脾俞、关元、太溪、三阴交、大椎、太白、阿是穴。配穴：为痛处所属经脉络穴。根据病证虚实采用强弱不同的刺激手法，留针20分钟，每日针刺1次，10日为一个疗程。

2）灸法。取穴：①大椎、大杼、肝俞、脾俞、肾俞、命门；②中脘、膻中、足三里、神阙、关元。配穴：阿是穴。用直接灸、温针灸或隔药灸法。隔药灸采用补肾填精、温阳壮骨、疏通经络等中药，如补骨脂、当归、熟地黄、仙茅、淫羊藿、丁香、肉桂等，压制成药饼。每日灸一组穴，两组交替，灸20分钟，10次为一个疗程。

91 有哪些防治骨质疏松症的中成药？

一般来说，以具有补肾壮骨作用的中成药为主，如骨疏康颗粒、肾骨胶囊、骨松宝颗粒、龙牡壮骨颗粒等。

92 如何进行骨质疏松症性骨折围术期治疗？

临床上很多骨质疏松症患者是由于出现了骨折而就诊。与

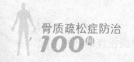

一般的外伤性骨折不同，除了常规的外科治疗外，骨质疏松症性骨折围术期需要迅速而有效地缓解疼痛，减少患者的制动时间，及时进行抗骨质疏松症药物治疗。治疗原则和方法与骨质疏松症的长期治疗相同。

五

骨质疏松症的预防

93　为什么骨质疏松症的预防比治疗更重要？

由于骨质疏松症的发病具有慢性和隐匿性的特点，患者往往无明显的自觉症状，有症状者也较轻微，而随着年龄的增长，骨钙在不断丢失，一旦出现症状，骨钙丢失常在50%以上。丢失后的治疗只能减少或延缓丢失速率，不可能全数地补回来，而早期的预防是延缓骨质疏松的最好方法。

94　骨质疏松症患者需要补充哪些营养素？

骨质疏松症患者要保持骨骼的健康，除了要补充钙、维生素D以外，其他的营养素，比如蛋白质、维生素C、维生素A和微量元素也必不可少。

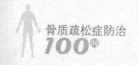
95 哪些日常行为可以预防骨质疏松症？

（1）均衡营养和低盐饮食。

（2）适量运动和充足的日照。

（3）戒烟，限酒，少喝咖啡和碳酸饮料，适量饮茶。

（4）避免使用影响骨代谢的药物。

扩展知识

体适能指的是我们身体适应生活、工作、休闲娱乐以及应对突发状况的能力。体适能主要有四个要素，包括有氧能力、肌力和肌耐力、柔韧性和身体成分。也就是说，想要有一个好的体适能状况，应在以上四个方面保持良好水平。

96 应采取什么运动方式来预防骨质疏松？

力量性和耐力性运动项目对骨密度的影响较明显，全面、对称性的运动项目有利于整体骨密度的提高。25～40岁的人应以全身运动为主，同时辅以适度的爆发性、力量性练习，如跑步、跳跃、俯卧撑、负重蹲起和推举哑铃等练习，以达到长时间维持高峰值骨量，避免或减少骨量丢失的目的；40岁以上人群宜选择符合生理特点和运动能力的有氧运动项目，如走跑交替、登山、中老年健美操、体育舞蹈、太极拳和广播操等。还应有针对性地选择骨折好发部位（因骨质疏松所致骨折主要集中在腰椎、四肢长骨近端和远端等处）的专项肌力锻炼，以加强肌肉对骨骼产生的牵张力和骨强度的影响作用。

无论是耐力性训练还是力量性训练，每次运动时间为40～60分钟，每周训练3～5次。从运动的安全性、有效性角度考虑，运动强度宜选择中等强度为好。

97 骨质疏松症患者如何预防跌倒？

对大多数骨质疏松症患者而言，更多的是要从提高自身的肌肉力量、反应速度、平衡能力方面入手，这不仅可以减少跌倒的风险，而且通过运动可以改善骨质疏松状况。可以在专业人员指导下进行平衡和步态训练，增强下肢肌力，加强脊柱灵活性和增强平衡协调性练习。

据统计，65岁以上的老年人约70%以上的跌倒发生在家中，因此应对家中的环境因素进行评估，做必要的家庭改建，以增加室内安全性，如在卫生间安装把手等。

镇静药、催眠药、血管扩张药等都会影响人体平衡，使老年人反应减退或削弱认知能力，增加跌倒的危险性。因此老年人应在医生指导下安全合理用药。

98 如何达到并维持峰值骨量？

峰值骨量是一个重要的骨代谢指标，是指骨量最高时的密度值，一般出现在35～40岁。峰值骨量的形成主要受先天和后天两方面因素的影响，其中受先天遗传因素的影响最大。

后天因素是人为的可控因素，主要包括营养、运动和生活方式等。想提高峰值骨量水平，应该做好以下几点：

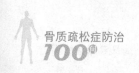

(1) 长期注意合理营养有利于提高峰值骨量。儿童与青少年的身体处于快速生长发育期，对各种营养素的需求量都较大，其中与骨代谢密切相关的主要是钙和维生素D。

补钙不是说一定要吃钙片，可以考虑从食物中摄取足够的钙。含钙量比较高的食物包括奶类、豆类、虾皮、芝麻酱等。需要注意的是，选择食物不仅要考虑钙含量的多少，也要考虑钙是不是容易吸收。比如虾皮中钙含量虽然高，但吸收起来可不容易。牛奶还是目前最好的补钙食品，一般来说，酸奶中的钙较普通牛奶中的钙更容易吸收。维生素D的来源除膳食摄入与补充维生素D制剂外，还可以通过进行户外运动和增加日照来获得。

(2) 运动也是获得峰值骨量的重要因素。运动不仅能够直接刺激骨骼的生长和增加骨量，还能通过增加肌肉的力量间接促进骨量的增加。通常来说，能够增加峰值骨量的运动包括跑步、跳跃、举重等。需要提醒的是，过量运动会出现骨量下降的情况。

(3) 避免不良的生活方式有助于提高峰值骨量。有研究表明，吸烟和饮酒会干扰骨代谢，加速骨量丢失。另外，过量饮用咖啡和碳酸饮料也会影响骨量。

扩展知识

骨质疏松症患者在药物治疗同时，还需要注意以下几点：①避免外伤，尤其是避免跌倒。②避免负重。负重时骨骼要承受较大的压力以支撑身体，长期负重容易导致压缩性骨折。减肥是避免骨骼过于负重的重要方法。③避免剧烈运动。肢体在剧烈运动时，作用在骨骼上的力量是静止状态的数倍，很容易造成骨折。

99 什么是骨质疏松症的三级预防？

(1) 一级预防是预防骨质疏松症的发生。从怀孕哺乳期开始就要补充钙和维生素D；幼儿期要有良好的生活习惯、合理而均衡的饮食、合理的运动、充足的阳光照射，这样可以达到较高的峰值骨量；成年后预防的重点是减少骨量的丢失；对于出现更年期症状的人群可以在医生指导下进行激素替代治疗，有助于预防骨质疏松症的发生。

(2) 二级预防是有病早治。对于骨质疏松症的高危人群应该定期进行骨密度检测，一旦明确了诊断，应该及时治疗，可以防止骨折等并发症的发生。

(3) 三级预防的重点是防止骨折。为减少骨质疏松症所引起骨折的致残率和死亡率，改善骨质疏松症患者的生活质量，最重要的是防止老年人跌倒。

扩展知识

饮食中所含的维生素D很有限，阳光中的紫外线可以帮助皮肤产生活性的维生素D。

100 骨质疏松症患者如何进行长期管理？

骨质疏松症不仅是一种常见的老年退行性疾病，而且呈进

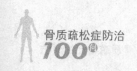

行性病理过程，因此要非常重视患者的长期管理。管理的内容包括：①认识骨质疏松症的危害及其危险因素；②了解并建立有利于骨健康的生活方式；③跌倒的评估与干预；④合理用药是防治骨质疏松症的必要措施；⑤加强疗效及药物不良反应等的监测和定期随访。

参考文献

[1] 刘曙艳,杨波.以低血钾性周期性麻痹为首发症状的甲状腺功能亢进症28例临床分析[J].中国现代药物应用,2010,4(22):144-145.

[2] 徐苓.骨质疏松症[M].上海:上海科学技术出版社,2011.

[3] 袁园,卫红艳,刘萍,等.甲状腺功能亢进对骨代谢影响[J].临床荟萃,2012,27(3):206-209.

[4] 廖二元,曹旭.湘雅代谢性骨病学[M].北京:科学出版社,2013.

[5] 余元勋,尚希福,何光远,等.中国分子骨质疏松症学[M].合肥:安徽科学技术出版社,2016.

[6] 刘红旗,刘月梅.骨质疏松症[M].北京:中国医药科技出版社,2016.

[7] 伍中庆.骨质疏松症的中西医治疗[M].北京:中国中医药出版社,2013.

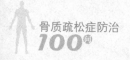
［8］周作新，王浩，崔永红.骨质疏松能防能治［M］.北京：金盾出版社,2015.

［9］邵晋康,胡玲.骨质疏松症诊疗的临床实践［M］.北京:科学技术文献出版社,2013.

［10］刘刚.骨质疏松症的预防与康复［M］.北京:人民卫生出版社,2014.

［11］梁克玉，邓小川，聂中华.骨质疏松症［M］.武汉:湖北科学技术出版社,2013.

［12］刘琦，马艳.骨质疏松症病人社区和居家康复训练指导手册［M］.武汉:华中科技大学出版社,2012.

［13］杨玺.骨质疏松用药技巧［M］.北京:人民军医出版社,2014.

［14］董健.专家诊治骨质疏松症［M］.上海:上海科学技术文献出版社,2012.

［15］李恩.中西医防治骨质疏松千题解［M］.北京:北京科学技术出版社,2014.

［16］侯建明.骨质疏松症防治读本［M］.福州:福建科学技术出版社,2009.

［17］Abboud B, Daher R, Boujaoude J. Digestive manifestations of parathyroid disorders［J］. World J Gastroenterol, 2011, 17 (36):4063-4066.

［18］Abdel‐Razeq H, Awidi A. Bone health in breast cancer survivors［J］. J Cancer Res Ther, 2011, 7(3):256-263.

［19］ Batista D L, Oldfield E H, Keil M F, et al. Postoperative testing to predict recurrent Cushing disease in children［J］. J Clin Endocrinol Metab, 2009, 94(8): 2757-2765.

［20］ Bowe A E, Finnegan R, Jan de Beur S M, et al. FGF-23 inhibits renal tubular phosphate transport and is a PHEX substrate ［J］. Biochem Biophys Res Commun, 2001, 284(4): 977-981.

［21］ Bailey M A, Mullins J J, Kenyon C J. Mineralocorticoid and glucocorticoid receptors stimulate epithelial sodium channel activity in a mouse model of Cushing syndrome ［J］. Hypertension, 2009, 54(4): 890-896.

［22］ Bianchi M L, Bardella M T. Bone and celiac disease［J］. Calcif Tissue Int, 2002, 71(6): 465-471.

［23］ Brandt K D, Mazzuca S A, Buckwalter K A. Acetaminophen, like conventional NSAIDs, may reduce synovitis in osteoarthritic knees［J］. Rheumatology (Oxford), 2006, 45(11): 1389-1394.

［24］ Basel D, Steiner R D. Osteogenesis imperfecta: recent findings shed new light on this once well-understood condition［J］. Genet Med, 2009, 11(6): 375-385.

［25］ Bonita R E, Cohen I S, Berko B A. Valvular heart disease in osteogenesis imperfecta: presentation of a case and review of the literature［J］. Echocardiography, 2010, 27(1): 69-73.

［26］ Bai Y H, Lu H, Hong D, et al. Vitamin D receptor gene polymorphisms and colorectal cancer risk: a systematic meta-analy-

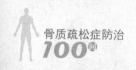
sis[J]. World J Gastroenterol, 2012, 18(14): 1672-1679.

[27] Cosman F, de Beur S J, LeBoff M S, et al. Clinician's guide to prevention and treatment of osteoporosis [J]. Osteoporos Int, 2014, 25(10): 2359-2381.

[28] Chung T D, Sergienko E, Millan J L. Assay format as a critical success factor for identification of novel inhibitor chemotypes of tissue-nonspecific alkaline phosphatase from high-throughput screening[J]. Molecules, 2010, 15(5): 3010-3037.